指尖上的健康
——手足反射区按摩全彩图解

〔英〕芭芭拉·孔兹　凯文·孔兹　著

李建华　译

河南科学技术出版社

·郑州·

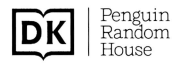

Original Title: Reflexology

Copyright © 2003, 2016 Dorling Kindersley Limited.

Text copyright © 2003, 2016 Barbara and Kevin Kunz

A Penguin Random House Company

本书由英国多林·金德斯利有限公司授权

河南科学技术出版社在中国大陆独家出版发行

版权所有，翻印必究

备案号：豫著许可备字－2019－A－0141

图书在版编目（CIP）数据

指尖上的健康：手足反射区按摩全彩图解／（英）芭芭拉·孔兹，（英）凯文·孔兹著；李建华译. —郑州：河南科学技术出版社，2020.12

ISBN 978-7-5349-9909-3

Ⅰ.①指… Ⅱ.①芭… ②凯… ③李… Ⅲ.①手-按摩-英国-图解②足-按摩-英国-图解 Ⅳ.①R454.4-64

中国版本图书馆CIP数据核字（2020）第176412号

出版发行：河南科学技术出版社
　　　　　地址：郑州市郑东新区祥盛街27号　　邮编：450016
　　　　　电话：（0371）65788858　65788629
　　　　　网址：www.hnstp.cn
策划编辑：李　林
责任编辑：李　林
责任校对：崔春娟
封面设计：张　伟
责任印制：朱　飞
印　　刷：北京华联印刷有限公司
经　　销：全国新华书店
幅面尺寸：　787 mm×1092 mm　1/16　印张：9.75　字数：247千字
版　　次：2020年12月第1版　　2020年12月第1次印刷
定　　价：58.00元

如发现印、装质量问题，影响阅读，请与出版社联系并调换。

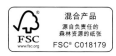

For the curious
www.dk.com

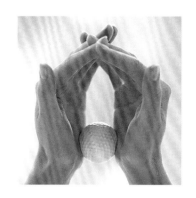

指尖上的健康
——手足反射区按摩全彩图解

〔英〕芭芭拉·孔兹　凯文·孔兹　著

李建华　译

河南科学技术出版社

· 郑州 ·

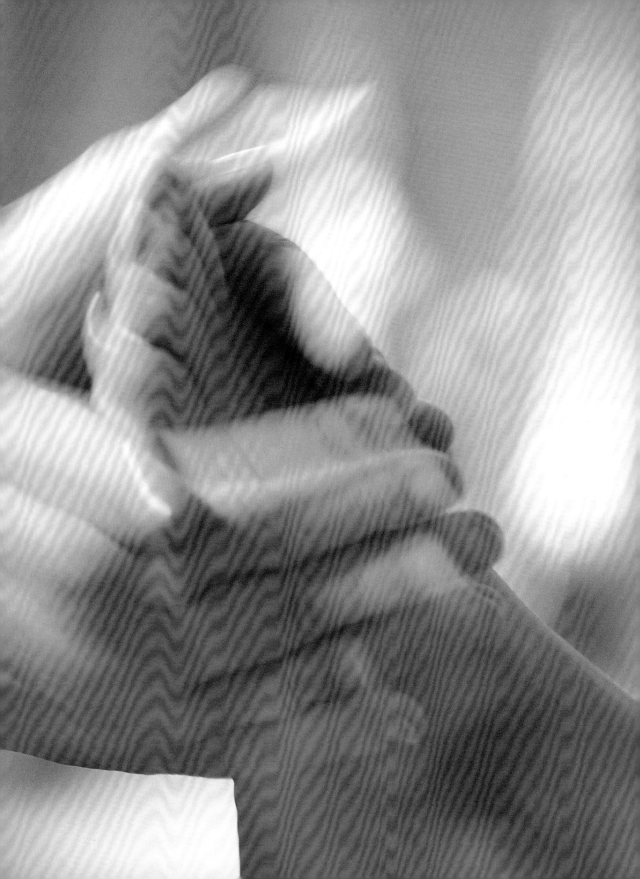

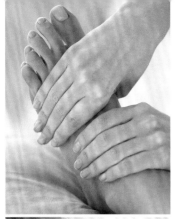
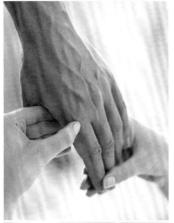
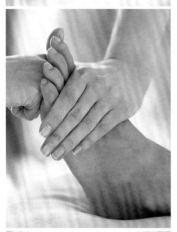
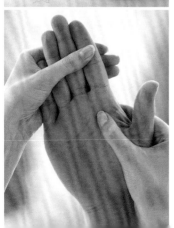

目录

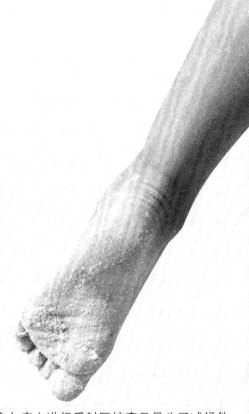

前言

作为富有27年经验的专业按摩师、作家及教师，我们将在本书中为您介绍手足反射区按摩法的历史、原理、益处、研究、手法、流程及其在日常保健中的应用。

很多人使用手足反射区按摩法只是为了自我治疗，对此我们常常感到诧异：为什么不把手足反射区按摩法用于帮助他人？我们曾经咨询过按摩师们为什么从事这一行业，来自11个国家的从业者回答的竟是只字不差，那就是要帮助他人。

芭芭拉·多布斯在出版的《护理镜》［*Nursing Mirror*,1985,160(9)］中的开拓性研究论文《另类保健方式》中说道："最初我们为这些（癌症）病人进行反射区按摩只是为了减轻他们的痛苦，但是不久我们就发现这样做的同时还为他们和他们的家人在精神上带来了积极的影响。病人们说那种被抛弃的感受不再那么强烈了，他们的家人看到可以减轻自己亲人的痛苦，也觉得很欣慰。我们曾三次给病人亲属讲授怎样进行手足反射区按摩，按摩的功效对病人和其亲属而言同等重要……从病人的评价来看，手足反射区按摩法使他们受到鼓舞，在他们最后的日子里是一种帮助。病人亲属不仅心理上得到慰藉，而且也受益匪浅。病人们可以由此切实地感受到亲人们无形的支持。"

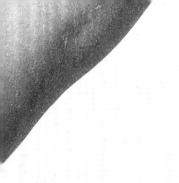
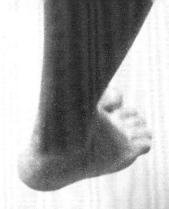

一位由于事故而部分失明孩子的母亲这样为我们介绍手足反射区按摩法：她在运用按摩法治愈了自己的关节炎之后，就开始为她失明的孩子按摩，结果她孩子眼睛的视觉功能有了一定的改善。我们另一位朋友的女儿因为车祸受伤，无法独立生活，医生建议把她送到疗养机构。但是在她妈妈的努力按摩下，她又回到了讲台。

还有一位退休教师，他参加按摩课的初衷是想增加患有关节炎的双手的灵活性，然而最终他却使用按摩技巧为他的妻子进行按摩。当我们见到他的妻子时，我们才知道他为什么要这样做——他的妻子有中风后遗症，他这样做是为了促进妻子的康复，同时也以此表示他对妻子的关心。

手足反射区按摩法真的可以给您机会帮助亲人吗？当您阅读这本书，学习按摩技巧时，您就会马上看到它是如何改善您和亲人的健康的。自己健康就是对亲人最大的帮助。就如例子中的退休教师一样，通过为亲人按摩，也会使自己大大受益。

芭芭拉·孔兹

凯文·孔兹

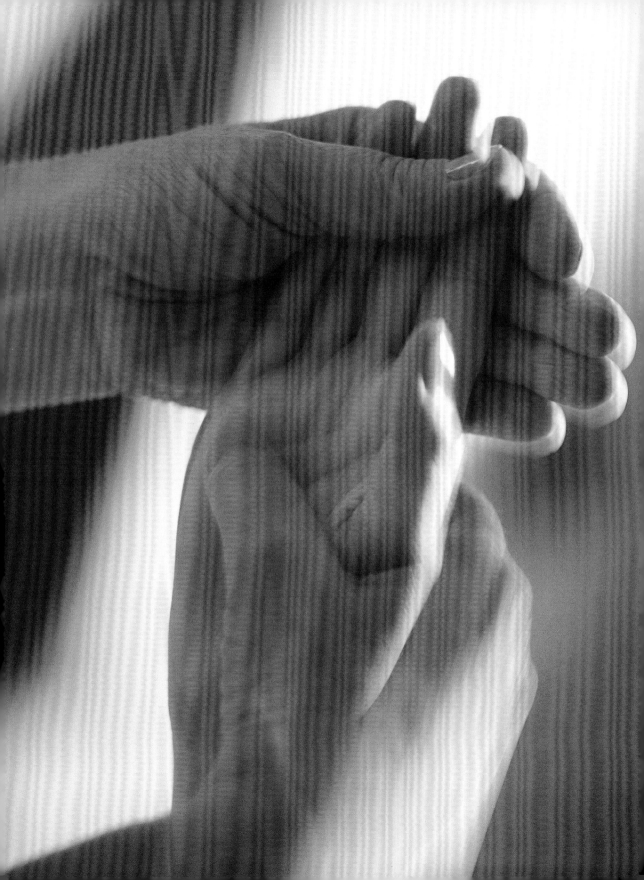

手足反射区
按摩法概述

手足反射区按摩法通过对手和脚上特定区位的按压来促进身体相应部位的健康。手和脚上的"压力感受器"连接着身体不同的部位，按摩可对这些感受器形成刺激，一阵阵的轻松感会传遍全身。本部分将讲述手足反射区按摩法的原理和历史，并说明它是如何用来促进健康，帮助放松身心、预防疾病、减轻痛苦和提高生活质量的。

手足反射区按摩法历史

现代反射区按摩法起源于19世纪，在20世纪30年代尤妮斯·英厄姆和其他人绘制出手和脚的反射区图示之后，手足反射区按摩法得到了迅速发展。然而，考古学的证据显示，对手和脚进行按摩是古代的一项传统疗法，如公元前2330年古埃及的石壁画就描述了对手和脚按摩的情景。

虽然当时所用的术语和原理没有文字记录，或已遗失在历史的长河中，但考古文物表明，古代社会一些医疗的明确目的就是通过对手和脚的按摩促进健康，预防疾病。

古埃及

在埃及发现的文物为足部按摩法的存在提供了最明确的证据。例如，位于塞加拉的古代医生安赫梅赫的坟墓入口有一幅石壁画，描绘了公元前2330年人们对手和脚的按摩。刻在坟墓显著位置的这样一幅石壁画通常是用来展示其主人谋生手段的。

石壁画清楚地显示，在古埃及人们认为足部按摩是一种医疗手段。

所以我们可以推断这个人是一位足部按摩师。让按摩师颇感兴趣的则是石壁画上象形文字的翻译——"不要使其疼痛""我按您说的做"，类似的语言交流在当今按摩的时候依然会出现。

在阿蒙神庙发现的另一幅石壁画，纪念了公元前1304年到公元前1237年在位的拉美西斯二世的一次军事胜利。这幅壁画显示了一位医者正在为参加卡迭石战役的士兵按摩脚。约公元前1330年的这场战役有一次远征，所以很多士兵的脚可能又酸又痛。现在许多按摩师依然常常与客人们的足部疼痛做斗争，而这幅壁画对他们来说意义重大。在历史学家的记录中，古罗马军事领袖马克·安东尼（约公元前82至公元前30年）为埃及女王克娄巴特拉七世（公元前69至公元前30年）按摩脚。屋大维大帝（公元前63至公元14年）写道："安东尼可怜地被奴役了……他甚至在晚宴中为她按摩脚。"在按摩师们的心中，安东尼为其情人按摩脚的形象是一个人向别人伸出援手的画面，这是一种无声的交流。

古代中国

传统中国医学把健康归因为身体里具有活力的气在经络中从脚到手的畅通流动。通过按压关键穴位可以使气平衡流动。中国人在大约5000年前开始有按摩的概念。中国医书《黄帝内经》所记载的脚趾观察法证实了人们对足部和整体健康与足部关系的兴趣。大约3000年之后，中国一位医生写出了《足心之道》，这本书研究并系统讲述了古代足部检查法。

古埃及这幅公元前2350年的浮雕（右图）是最早足部按摩的记载。这幅表现维齐耶·普塔霍特普二世的浮雕位于萨卡拉教堂内。

然而，改朝换代之后，秦朝皇帝下令烧毁所有的书籍，或许《足心之道》就在其中，这也许是足部按摩日后衰落的原因之一。其衰落的另一种原因是针灸的兴起。这种传统疗法可能取代了足部按摩并使它渐渐地被居住在城市中的人们遗忘，但是幸运的是，农村人还保持着这个古代的传统并把它融入现代按摩法中，使其得以流传，并在20世纪再次被发现。

日本

在日本文化及医学中，脚最有力的象征传说出现在日本奈良药师寺里，寺中雕刻有佛祖的足迹图。在寺里的地面上也发现了佛祖足迹的雕刻，另外还有专门安放刻有佛祖脚印石块的建筑。虽然这些脚印代表了佛与大地的联系，失去了它们原本的意义，但是它们同时说明了在佛教以及其他东方文化中脚所代表的重要含义。在东方，这种脚印可以追溯到公元前4世纪，在印度、中国、泰国和马来西亚等15个国家都出现过。

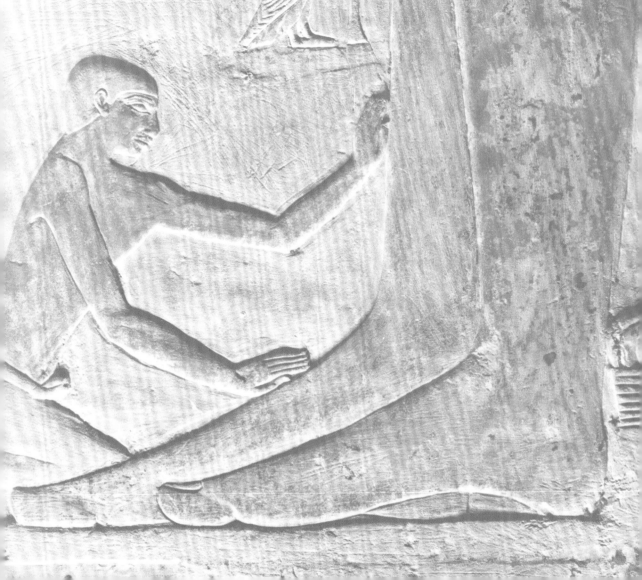

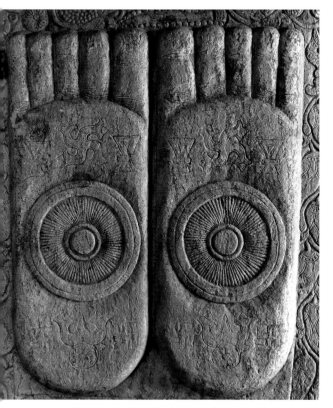

公元前1世纪印度佛祖"脚印"的雕刻，象征着"神灵下凡"。在印度，脚一直都是人们崇拜的焦点。

其他文化

在世界各地，许多古代文化的信仰都揭示了脚在其社会中所扮演的特殊角色，正如芭芭拉·沃克在《女性圣物与象征辞典》中所写："埃及人、巴比伦人以及其他古代的人们认为光脚走在庄严的土地上对于吸收神圣大地之精华来说是必不可少的。"即使到了现代，居住在南美洲哥伦比亚的科吉部落的人依然持有类似的古代信仰，他们认为鞋袜切断了他们与大地的联系，因此直到今天，依然光脚走路。除了俄罗斯以外，光脚走在大自然的土地上有助健康这一观念在其他国家普遍流行，同时在亚洲如印度等、非洲、德国历代社会中都有出于健康目的而进行脚部按摩的习俗。这些例子都说明许多传统社会认为脚与精神和身体健康有关。

西方观点

19世纪，当西方科学家和执业医生的医学研究发展到开始对神经系统进行研究时，手足反射区按摩法作为医学疗法开始出现。他们的基本发现，即人们可以通过放松行为影响健康和心情，奠定了现代按摩的理论基础。

神经系统的功能主要是让人感知内、外界环境的刺激，并做出相应的反应。19世纪初，医学研究人员认为反射是"一种对刺激做出的自然反应"，他们在探索"反射作用"及其对人体健康状况的影响时，对身体的某一部位（即反射区）加热、降温、敷石膏和草药，以使身体相应部位产生反应。例如，在胸部皮肤表面贴膏药可以影响肺部。"反射区"是指身体各组织、器官在手、足部相对应的组织、器官产生反应。就像当时众多医学文章中的一篇阐述的那样，"反射作用是疾病的起因，也是治愈的方法"。

在英国的发展

1893年，亨利·黑德（1861—1940）在神经系统的研究方面有所突破。他发现人体表面出现痛觉过敏区域（对疼痛异常敏感的皮肤）可能是内脏发生了病变。他还发现，器官与皮肤之间的联系是相应脊髓节段发出的神经。他的研究显示，皮肤与身体部位由"头部反射区"连接；而由神经系统所连接相应器官的皮肤区域被称为"皮区"。在第一次世界大战（1914—1918）期间，医生们注意到枪伤不仅能引起受伤部位疼痛，也可以导致相应神经传导系统的疼痛，由此深化了黑德学说。

在俄罗斯的发展

诺贝尔奖获得者伊万·巴甫洛夫（1849—1936）证明了狗的内脏能够对某些刺激做出习惯性的反应。因此，在20世纪初，俄罗斯医生认为，人体健康也受外界刺激的影响。1917年，弗拉基米尔·贝特赫夫医生（1857—1957）创造了一个新的名词"反射区按摩法"，也称"反射疗法"。当时的医学研究者认为，某一个器官的疾病是因为其收到大脑错误的指令而引起的。根据这种理论，反射区治疗师可以通过干扰大脑的"错误"指令来促进身体康复。通过刺激反射区来影响身体健康，至今仍应用于某些医疗领域。

区域疗法及其他

　　美国医生威廉·菲茨杰拉德（1872—1942）在美国提出了类似的理念。在20世纪初的一次到英国的访问中，他发现定位按压有减轻疼痛的效果，并且提出按压分别代表身体十个区域的手指或脚趾可以缓解身体相应部位的疼痛。菲茨杰拉德博士称之为区域疗法（见右侧方框）。一些同时代的医生认同他的理论，并将其应用于治病和小手术的麻醉。在医疗界，争议随之而来，区域疗法在盛行了一段时间后，由于现代麻醉药和外科医学的普及，逐渐被取代。

　　20世纪早期，菲茨杰拉德博士的观点仍然出现在一些个人著作中，如他的助手约瑟夫·赖利、理疗师尤妮斯·英厄姆（1879—1974）等，他们都在最初的十大区域概念上加进了自己的观点。把区域疗法的基本原理应用于足部之后，他们增加了三条横线和更多的细节，制作出了在足部和手部对应身体不同区域的按压区位图。

　　1938年，尤妮斯·英厄姆写出了她轰动一时的《足的故事》一书，分析了足部被压时的反射反应。她以坚持和发展区域疗法及反射区按摩法的观点而闻名。在美国、加拿大和欧洲各国，英厄姆向数以千计的人介绍了反射区按摩法，并鼓励他们去尝试。目前，她的侄子德怀特·拜尔斯继续着她的工作——普及"英厄姆反射区按摩法"。

　　当今，现代反射区按摩法盛行全球。在英国，多琳·贝利正继续进行英厄姆的工作，而在德国则是汉纳·玛夸赫特。20世纪80年代，在亚洲，台湾天主教神父约瑟夫·尤格斯特推动了中国古代传统足疗的复苏。

在一些文化中，足被认为是调节心身健康的枢纽。

区域疗法

威廉·菲茨杰拉德博士的区域疗法将人体从头到脚纵向分为十个区域，每侧五个，每个区域从胳膊开始分配至一个手指，以及从身体下行至腿再至相应的脚趾。

手足反射区按摩法原理

手足反射区按摩师利用一系列按摩手法刺激手和脚特定的反射区，以使身体相应部位做出有益的反应。反射区示意图（见16～23页）显示了不同的反射区和与之相应的身体部位，以便按摩师和练习者按照图示位置进行按摩。

在极度危险的情况下，当人需要搏斗或者逃跑的时候，脚就会做好搏斗或逃跑的准备。这是因为脚的压力感受器通过神经的传导与大脑、内脏和身体其他部位相通。脚的压力感受器将收集到的外界信息传递到大脑，再由大脑加以整合，发出指令，使相应的组织、器官做出反应，从而调节身体各部的功能。例如，人在跑步时需要的能量和氧气比走路时多，准备逃跑和准备搏斗时所需的能量和氧气也不相同。不论是站、坐还是躺，大脑整合接收的不同压力信息，向身体的不同器官发出指令，使肌肉收缩或放松，从而调节血压、氧气水平，以适应身体不同活动的需要。设想一下慢跑时的情况：脚的压力感受器将人正在慢跑的信息传递至大脑，然后大脑发出指令调整组织、器官的功能，以适应慢跑状态对能量和氧气的需求。反射区按摩好像一种失重的慢跑，并不是靠支撑体重来对脚产生压力的。例如，按摩跖趾的中央（垂体反射区），压力信息就会通过神经传至大脑，从而引发身体的一系列反应，以调节呼吸和心跳。

足是身体其他部分的协调器——按摩足的不同部位可以刺激身体的各个系统。

反射区的划分

人体从头顶到脚趾被分为十个纵向的区域（见13页），每一个区域都与身体的相关部位对应，按摩反射区不仅可以缓解手、脚的紧张和疲劳，还可以促进相应组织、器官的功能，从而使人体达到平衡状态。按摩师根据肩膀、膈肌和腰部在脚底和手掌的相应位置画出三条横线，精确标出身体组织、器官在手、脚对应的反射区位置：跖趾或拇指对应头部，脚跟周围或手掌根部对应骨盆等。这样手和脚就形成了身体的三维立体图。

反射区的作用机制

踩到一根钉子，您马上会做出反应，将脚缩回。反射区作用原理与此相似：通过神经系统的反射作用，调节身体的平衡状态。

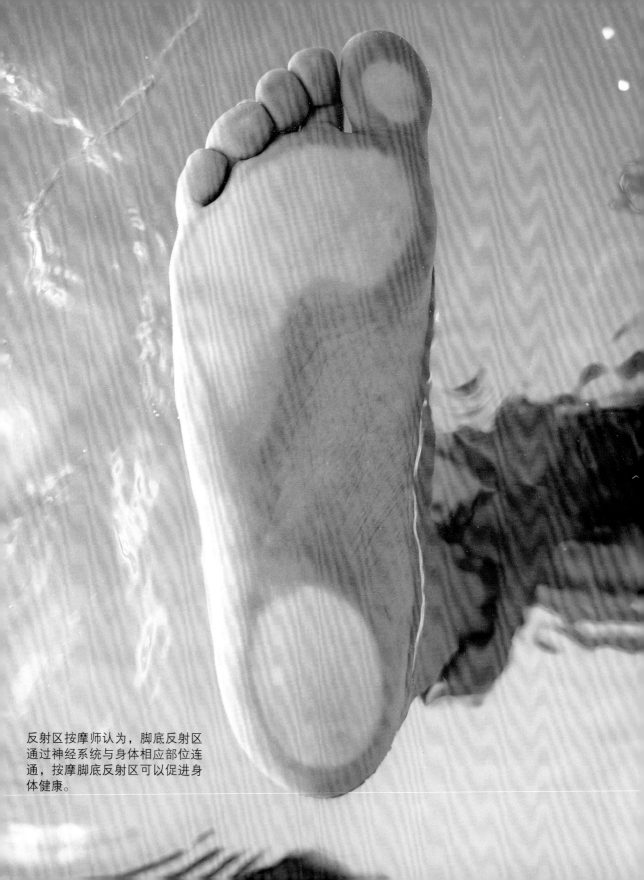

反射区按摩师认为，脚底反射区通过神经系统与身体相应部位连通，按摩脚底反射区可以促进身体健康。

足部反射区示意图

足部反射区是一张类似人体解剖图的"地图"。例如，脚趾和脚跟的反射区分别与头和腰背部对应。一些反射区是交叠在一起的，用虚线表示。

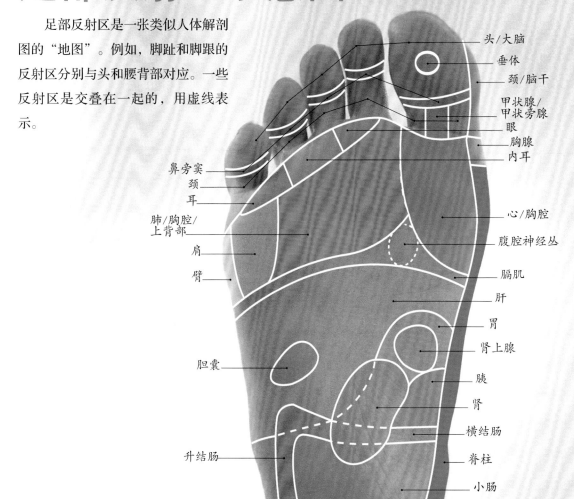

头/大脑
垂体
颈/脑干
甲状腺/甲状旁腺
眼
胸腺
内耳
心/胸腔
腹腔神经丛
膈肌
肝
胃
肾上腺
胰
肾
横结肠
脊柱
小肠
膀胱
坐骨神经
尾骨
腰背部

鼻旁窦
颈
耳
肺/胸腔/上背部
肩
臂
胆囊
升结肠
回盲瓣

右脚底

右脚底的反射区与身体右侧相关，如右脚底的臂部反射区对应右臂，而肝脏反射区则比左脚底大很多，因为肝脏位于人体右侧。

左脚底

左脚底的反射区与身体左侧相关。左脚底的心、胃和胰反射区比右脚底大，因为这些器官位于身体左侧。

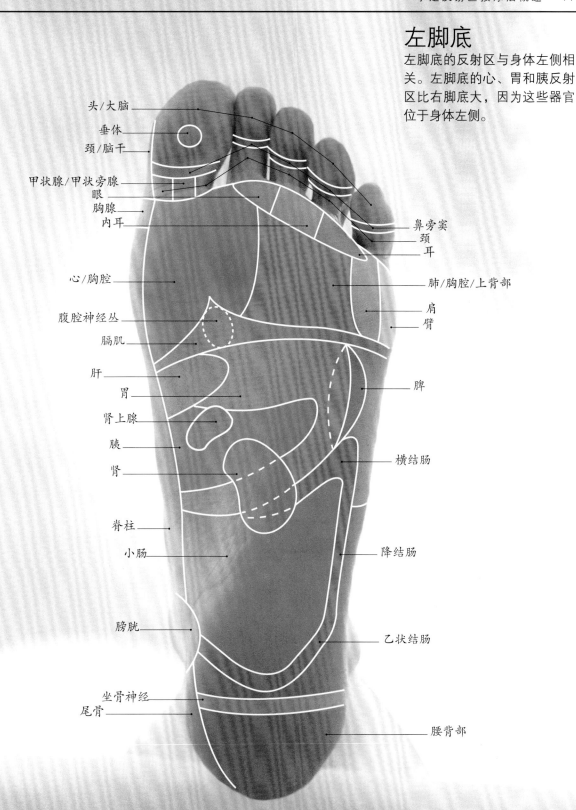

头/大脑

垂体

颈/脑干

甲状腺/甲状旁腺
眼
胸腺
内耳

心/胸腔

腹腔神经丛

膈肌

肝

胃

肾上腺

胰

肾

脊柱

小肠

膀胱

坐骨神经
尾骨

鼻旁窦
颈
耳

肺/胸腔/上背部

肩
臂

脾

横结肠

降结肠

乙状结肠

腰背部

左脚背

左脚背的反射区与身体左侧相关。立正姿势，脊柱反射区位于脚内侧，而肩部反射区则位于脚外侧。肺、胸腔、乳房及上背部在一个反射区内。由于胸腔和肺靠近人体的后背，因此胸腔和肺反射区也靠近脚背面。

脚内侧

这个角度的图展示了脊柱反射区贯穿脚内侧。颈反射区在踇趾处，肩胛骨反射区位于踇趾球区，腰背部反射区位于足弓，尾骨反射区位于脚跟。

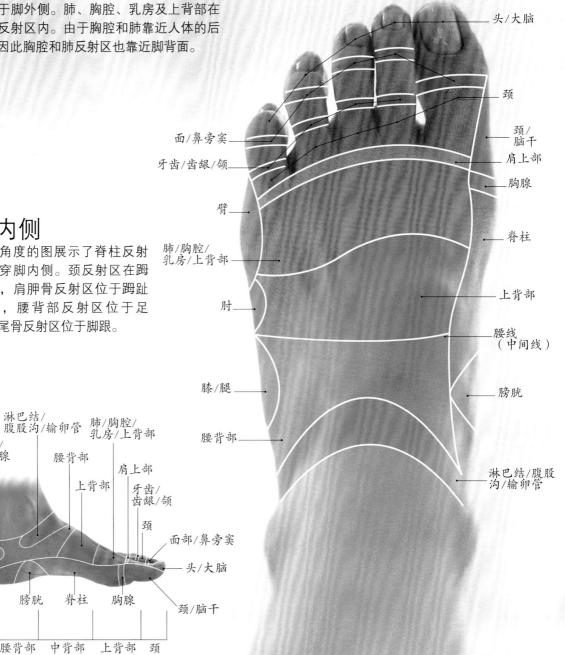

头/大脑

颈

颈/脑干

肩上部

胸腺

脊柱

上背部

腰线（中间线）

膀胱

淋巴结/腹股沟/输卵管

面/鼻旁窦

牙齿/齿龈/颌

臂

肺/胸腔/乳房/上背部

肘

膝/腿

腰背部

淋巴结/腹股沟/输卵管　腰背部　肺/胸腔/乳房/上背部

子宫/前列腺

上背部　肩上部

牙齿/齿龈/颌

颈

面部/鼻旁窦

头/大脑

颈/脑干

膀胱　脊柱　胸腺

尾骨　腰背部　中背部　上背部　颈

脊柱区

右脚背

右脚背的反射区与身体右侧相关，如右臂与右腿。在每只脚的中间位置有一条线，叫作"腰线"，上背部的组织器官所对应的反射区位于这条线之上，而腰背部的组织、器官则位于这条线之下。淋巴结和腹股沟反射区环绕于脚踝。

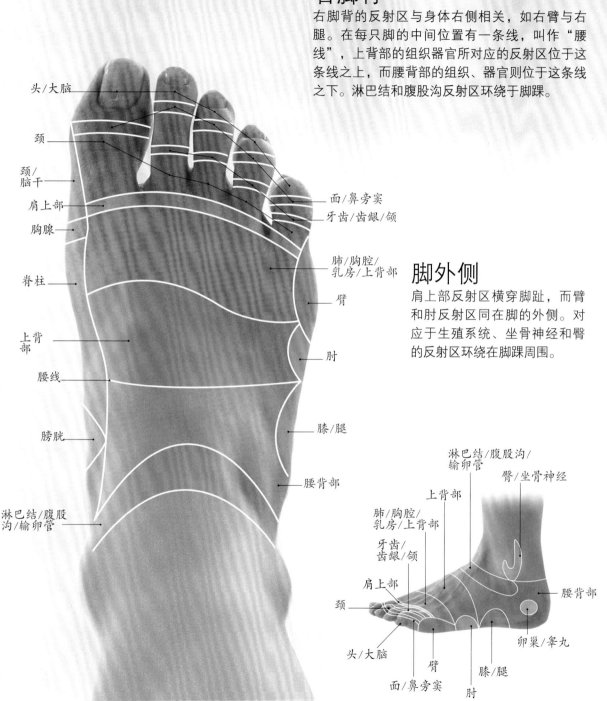

头/大脑

颈

颈/脑干

肩上部

胸腺

脊柱

上背部

腰线

膀胱

淋巴结/腹股沟/输卵管

面/鼻旁窦

牙齿/齿龈/颌

肺/胸腔/乳房/上背部

臂

肘

膝/腿

腰背部

脚外侧

肩上部反射区横穿脚趾，而臂和肘反射区同在脚的外侧。对应于生殖系统、坐骨神经和臀的反射区环绕在脚踝周围。

淋巴结/腹股沟/输卵管

臀/坐骨神经

上背部

肺/胸腔/乳房/上背部

牙齿/齿龈/颌

肩上部

颈

头/大脑

面/鼻旁窦

臂

肘

膝/腿

腰背部

卵巢/睾丸

手部反射区示意图

　　手足形状不同，手足的反射区位置也不同。其中最显著的区别在于，头和颈的反射区在手指上所占的位置比在脚趾上大了许多。

左手掌

左手掌反射区与身体左侧相关。脊柱反射区位于拇指侧，而肩的反射区位于小指侧。头和颈的反射区位于手指，尾骨反射区位于腕关节附近。

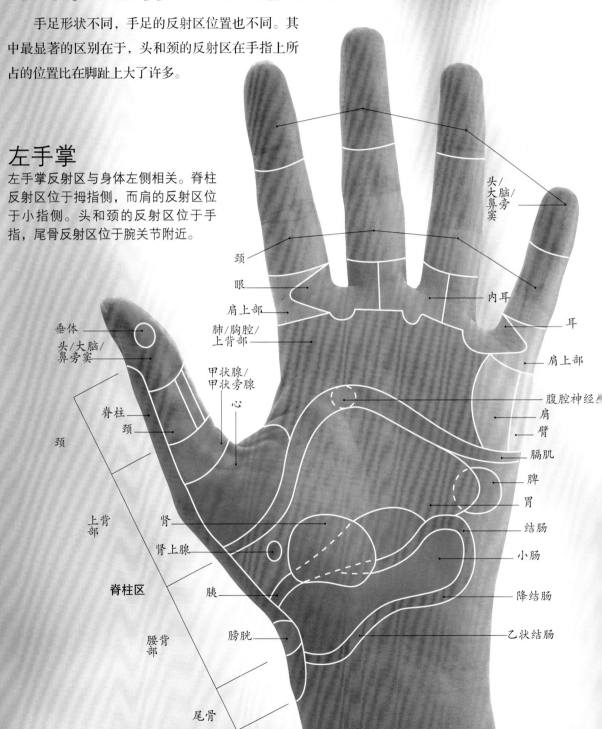

头/大脑/鼻旁窦

颈

眼

肩上部

肺/胸腔/上背部

内耳

耳

肩上部

腹腔神经

肩

臂

膈肌

脾

胃

结肠

小肠

降结肠

乙状结肠

垂体

头/大脑/鼻旁窦

脊柱

颈

颈

甲状腺/甲状旁腺

心

上背部

脊柱区

腰背部

尾骨

肾

肾上腺

胰

膀胱

右手掌

右手掌的反射区与身体右侧相关。身体两侧的内脏分布不同，所以左、右手掌的反射区分布有许多明显的不同，如肝只在右手掌有相应的反射区。

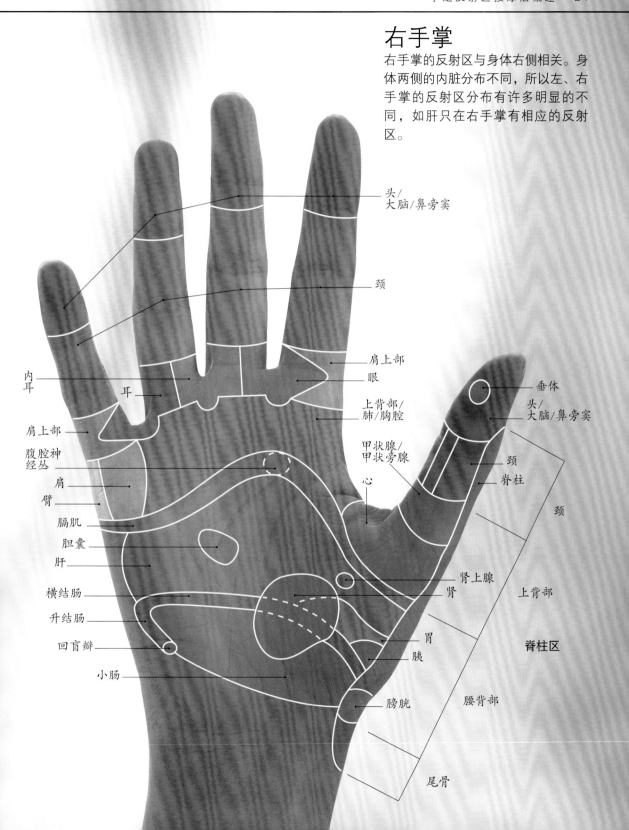

头/大脑/鼻旁窦

颈

肩上部

眼

上背部/肺/胸腔

甲状腺/甲状旁腺

心

垂体

头/大脑/鼻旁窦

颈

脊柱

颈

内耳

耳

肩上部

腹腔神经丛

肩

臂

膈肌

胆囊

肝

横结肠

升结肠

回盲瓣

小肠

肾上腺

肾

胃

胰

膀胱

上背部

脊柱区

腰背部

尾骨

左手背

左手背有一系列条状反射区，代表了身体从头部左侧到左膝的部分。对应于淋巴结、腹股沟和输卵管的反射区环绕在腕关节附近。

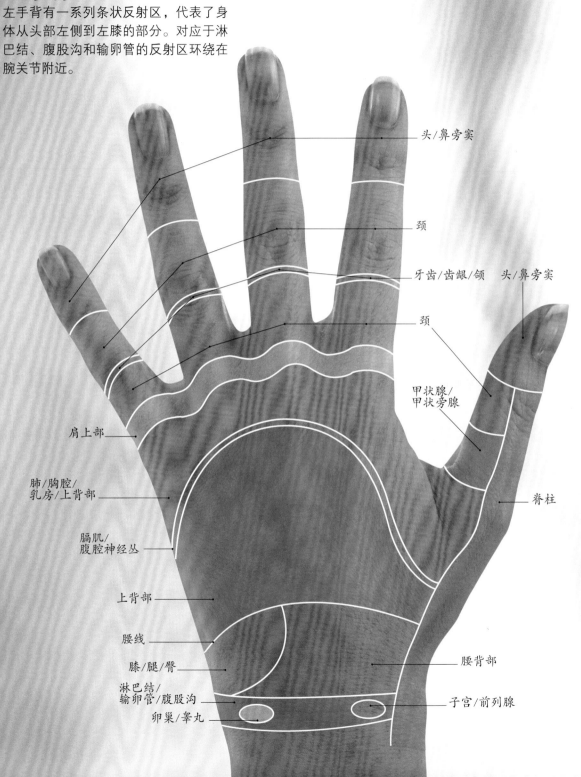

头/鼻旁窦

颈

牙齿/齿龈/颌

头/鼻旁窦

颈

甲状腺/甲状旁腺

肩上部

肺/胸腔/乳房/上背部

脊柱

膈肌/腹腔神经丛

上背部

腰线

腰背部

膝/腿/臀

淋巴结/输卵管/腹股沟

子宫/前列腺

卵巢/睾丸

右手背

右手背的反射区与身体右侧相关。在手的掌
骨下方，有一条看不见的线——"腰线"。
这条线上方为上背部反射区，而下方
则为腰背部、臀和相关器官对应
的反射区。

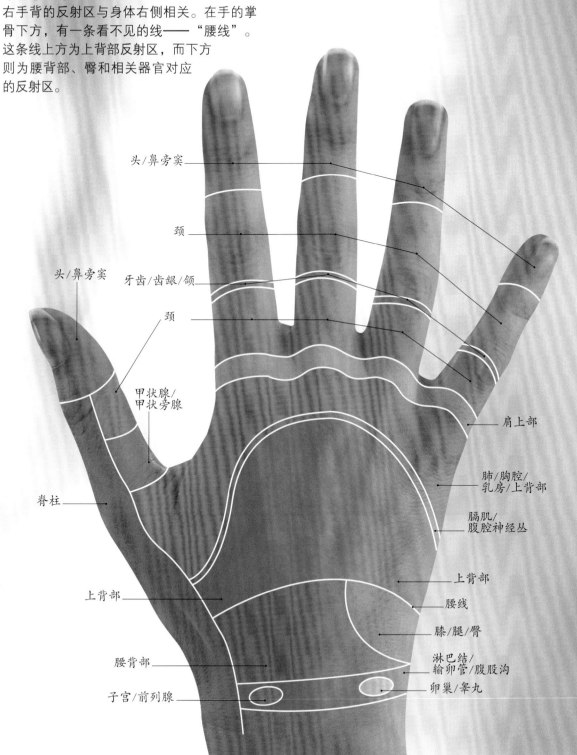

头/鼻旁窦

颈

头/鼻旁窦

牙齿/齿龈/颌

颈

甲状腺/
甲状旁腺

脊柱

上背部

腰背部

子宫/前列腺

肩上部

肺/胸腔/
乳房/上背部

膈肌/
腹腔神经丛

上背部

腰线

膝/腿/臀

淋巴结/
输卵管/腹股沟

卵巢/睾丸

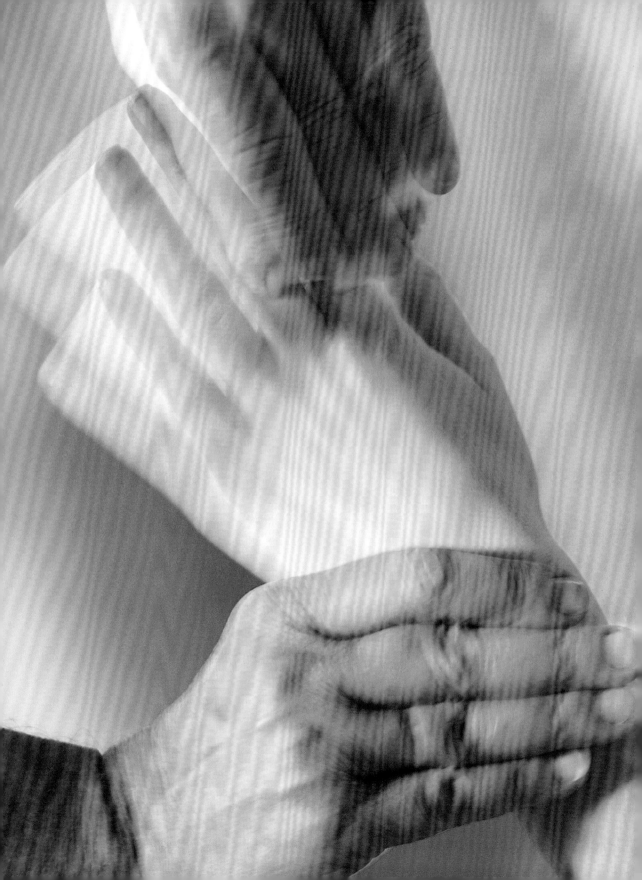

手足反射区按摩法的益处

每一个人都可以从反射区按摩中大获裨益。本部分所引用的研究证明，无论是享受专业按摩，或是自我按摩，还是让朋友帮助按摩，反射区按摩法都会使人身心放松，让身体不适得以消除，生活质量得到提升。本部分在阐述反射区按摩法益处的同时，也回答了关于反射区按摩法最常见的一些问题，而且告诉您怎样选择专业的反射区按摩师，并向您概括介绍了咨询时应注意的问题。

为什么使用反射区按摩法？

　　大多数人选择反射区按摩法的原因之一是它安全、有效、自然、方便，并且操作简单，对许多健康问题都能起到良好的治疗作用。许多人被反射区按摩法所吸引，是因为它的无创性，也不用服药；另外一些人喜欢它，则是因为它简单易学，便于操作，个人自我按摩可以随时随地进行。总而言之，人们发现反射区按摩法可以解决许多健康及保健问题，消除日常压力，缓解陈旧性病伤的不良影响。同时，反射区按摩也提供了极好的机会来展现您的抚触魔力、助人之情、爱人之心。

　　贯穿这些益处的主线就是反射区按摩法向人们提供了消除压力的机会，80%的疾病是压力造成的，压力又是另外20%的疾病的诱因。按压手和足在使某一特定区域得到放松的同时也放松了全身心。压力学之父汉斯·谢耶（1907—1982）在1956年曾提出不是压力本身，而是长时间遭受压力，才使人们身心俱惫。反射区按摩法可让人感受不同寻常的体验，打破日复一日的压力模式。一次按摩可以改变压力，再次按摩情况会继续发生变化，坚持按摩可以强身健体、消除疼痛。

　　反射区按摩可以使您在日常压力中得以喘息。因为手脚酸痛使您的日常生活苦不堪言，垫起足部休息一会儿，抽出几分钟放松一下，这已是很有效的缓解方法，然而反射区按摩法则是更加有效的放松方法。

　　身体局部的损伤会影响全身。疼痛就是一种紧张性刺激。然而，反射区按摩能够帮助释放内啡肽（体内一种消除疼痛的化学物质），缓解身体伤痛。以受伤的肩膀为例，反射区按摩法可以缓解紧张情绪，消除因肩膀疼痛带来的全身不适。反射区按摩可以增进肌肉、肌腱、韧带以及关节的运动，甚至可使老年人最大限度地保持肢体的灵活性。

为什么选择反射区按摩法？	
它为许多健康问题提供了一种自然的、无需药物治疗的解决方法。	它可以用来减轻身体的疼痛。
它能够帮助修复身体损伤，尤其是手和足的损伤。	它能够帮助保持手的灵巧和四肢的灵活。
它提供了一种无创的对身体表达爱意和关怀的方式，实施者和接受者都可从中受益。	它可以预防疾病，保持健康。
	它可以使全身放松。
它可以帮助消除手、足的过度疲劳。	它可以促进内啡肽的释放，从而缓解疼痛。

有问必答

反射区按摩法能够帮助解决我的健康问题吗？

这个问题较难回答。因为影响疾病治疗效果的因素很多，如疾病的持续时间、疾病的严重程度，以及有无其他健康问题。然而在我们应用反射区按摩法时，目睹了它在解决健康问题方面令人惊奇的独特能力。反射区按摩法值得您一试。不管是否能够最终解决您的问题，毕竟您在关注自己的健康方面做了积极的尝试。

手部反射区按摩法和足部反射区按摩法，哪个更有效？

关于这个问题，一直存在争议，有人喜欢手部反射区按摩法，而有人却喜欢足部反射区按摩法。在选择偏好上，职业可能会起到一些影响，整天站立或行走的人偏向于足部反射区按摩法，而那些经常敲击键盘的人可能会倾向于手部反射区按摩法。总而言之，足部反射区按摩法被认为更有效一些，因为脚整天被捂在鞋子里，更敏感一些，也许有人会解释说脚对人生起着举足轻重的作用，与神经系统连接更加密切，能够对各种按压做出反应。而双手因其独特的优势，所以对手部进行自我按摩更容易，因此可以作为随时随地按摩的有效部位。对于那些想恢复手的功能或者想恢复自理生活的人来说，手部反射区按摩法可以更有效地帮助他们恢复扣纽扣、拉拉链，或者进行其他简单的手部操作。

手部和足部反射区按摩法都很有效：因为足部通常比较敏感，所以被认为更有效，但是手部反射区按摩法也有其独特的优势。不管您能否解决健康问题，既然在关注自己的健康方面做了积极的尝试，您定会从反射区按摩法中取得肯定的效果。

自我进行反射区按摩和请他人实施反射区按摩，哪个更好？

请他人按摩的好处就是您只管坐下享受即可，会有更彻底的放松感觉。如果需要经常进行反射区按摩，那么自我按摩更加方便。假如您的目标是想改善慢性健康问题，自我按摩是非常必要的。

我可能会伤到自己吗？

反射区按摩法是非常安全的。但是，像其他一些身体活动一样，如果走向了极端，过度地按压可能会引起擦伤。当身体释放积聚的毒素时，反射区按摩可能会引起全身反应（如患流感的感觉，浑身疼痛且乏力）。按摩的时间应该控制在1小时之内。

人人享用的反射区按摩法

不管您的职业、年龄或者目前的身体状况如何，反射区按摩都可以带给您某些益处。在人生的每个阶段，这一疗法始终以愉悦的方式帮助您保持身体健康，提高生活质量，满足健康所需，消除各种压力。

婴儿

许多反射区按摩师发现，婴儿对轻柔的反射区按摩表现出奇特的积极配合。例如，在飞机起飞或降落时，抚摸婴儿的耳反射区，会很快且有效地消除婴儿通常此时会出现的疼痛。我们一个朋友的孩子在一次旅行中哭闹不止，她向我们求助。经过几次对婴儿足部腹腔神经丛反射区轻柔的按摩后，婴儿停止了哭闹，安静了下来。她的丈夫问："为什么我们不学着做些反射区按摩呢？"在本书中，您可以发现许多简单的自我按摩技巧，如解决绞痛、腹泻以及睡眠问题的按摩方法与技巧。

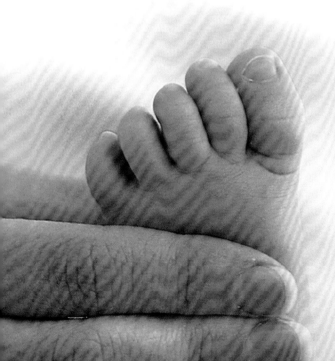

儿童

在对儿童实施反射区按摩的故事里，经常会出现人与人之间交流接触的动人画面。一个两岁大的小侄女不称她的姑姑为"姑姑"，而是叫她"脚脚"。因为她记住了姑姑给她做的足部反射区按摩，并把它与姑姑联系了起来。另一位男士一直念念不忘儿时母亲每晚给他做足部按摩，尽管那已经是40年前的事情了。

还有一个5岁的小男孩，在旅行时坚持要求回家找他的"高尔夫球"。后来父母得知他已经习惯了模仿保姆的那套高尔夫球式按摩。保姆采用此按摩方法来缓解她鼻窦炎引起的头痛，而孩子学着使用同样的方法减轻自己的偏头疼。以身示教会对孩子产生很大影响。给孩子一种方法让他自己和身体交流，还有什么能比这更好地培养孩子的自立能力呢？自我按摩会使孩子有机会和他们的"自我"进行交流互动，那个两岁孩子的故事就证明了这一点。孩子天生好奇，爱学能力在他们学习反射区按摩法中发挥了独特的作用。按摩使孩子和自己手脚"玩耍"的同时又能受益。

反射区按摩法提供了一个和孩子交流沟通的非常绝妙的途径。当看到孩子经受病痛时，这一点就显得尤为珍贵。通常在这种状况下，许多父母会用反射区按摩法来辅助常规药物治疗。本书可以帮助您和孩子渡过疾病疼痛的难关（见118~119页）。

老年人

一些到了领取养老金年龄的老年人开始接二连三地要求我们安排周五见面的事宜。当他们中有一个人要求我们对他进行周末前"身体调节"时，我们就明白其中的原因了。因为有一个顾客告诉了他所有的朋友们，反射区按摩法帮助了他的爱情生活并使他的周末过得非常愉快。这说明了反射区按摩法帮助这些老年人提高了生活质量。老龄化向他们提出了挑战，也增加了他们解决一些特殊问题的需要。不管您是想改善衰老对身体造成的影响如关节疼痛和失禁，或只是出于帮助别人或者抚慰年纪更大的老人——他们和别人接触的机会极少，请让本书来帮助您（见122~123页）。

身体有残障的人

我们的一名顾客因为疾病严重恶化，不能操纵电视遥控器，这把他唯一的娱乐也剥夺了。然而，反射区按摩法帮助他恢复了大拇指的功能，使他能重新操纵电视遥控器。反射区按摩对身体有残障的人可以起到特殊的作用。例如，足部按摩能延缓肌肉、神经和骨骼的老化，因此对于那些长期坐在轮椅中的人来说，反射区按摩可以提供良好的刺激。对那些试图改善手部功能的人来说，手部反射区按摩可以提高双手的操作能力。在工作中，我们见证了反射区按摩增强肌力，提高脏腑功能的作用。像介绍手足反射区按摩方法一样（参见68~117页），您将会发现本书对许多健康问题进行了一些具体技巧讲解（参见131~153页）。

重病患者

不久前一个朋友打电话来，要求给她引荐一名她所在城市的反射区按摩师。她的姐姐刚被确诊为癌症，而且生存的时间可能不长了，她想为她一度陷入孤独症的姐姐寻求帮助，我们建议她自己为姐姐进行反射区按摩。不久，她写信告诉我们，反射区按摩法对她们的意义有多重大。

反射区按摩除了在对抗病痛和缓解症状方面具有潜力外，对实施者和接受者都同样有帮助，因为它给病人家属提供了机会，使他们能在自己所爱的人最危难的时候给予一些实实在在的帮助。在这种情况下，病人家属提供的额外护理措施，远胜于其他人所能提供的服务。抓住机会帮助家人，在为所爱的人减轻病痛的同时自己的按摩技术也会得到提高（见131~153页）。

孕妇

当我的侄女被推进产房时，她坚持要人给她找一个高尔夫球，作为她分娩时的反射区按摩工具。护士感到很惊讶，她竟然分娩得如此之快而且轻松。医护人员越来越多地把反射区按摩法用于孕妇及其分娩，而研究也证明了它的功效。

做完一套10节反射区按摩的孕妇分娩非常顺利。

在《反射区按摩对分娩的影响》（英国，1989）一书中，高里·茂萨和简·麦克拉斯医生发现，做完一套10节反射区按摩的孕妇分娩非常顺利。有些产妇的分娩时间总共才2~3小时；20~25岁产妇的分娩第一产程平均时间为5~6小时，第二产程平均时间为16分钟，第三产程为7分钟。这与教材所说的分娩第一产程时间平均11~12小时，第二产程1~2小时，形成了鲜明的对比。

加布里埃拉·贝林·俐斯伯格在1989年出版的《反射区按摩使分娩变轻松》一书中指出，选择反射区按摩法代替止痛药或止痛促产药的产妇中，有90%的人认为反射区按摩法减轻了自己分娩时的疼痛。不管您是希望在分娩时用于止痛，还是仅仅用来缓解怀孕和分娩时的症状或不适，如在为期40周的怀孕期间水肿、腰痛等不适，本书都可以为您提供帮助（见120~121页，131~153页）。

工作人员

我们的顾客苏女士因脚部酸痛而考虑着要离开教师岗位，因为她无法再整天站在讲台上。当她发现反射区按摩法可缓解酸痛时，她工作之余就在任教小学音乐课上学生使用的环形棍上赤脚行走，每天数次，也收到了异曲同工的效果。

反射区按摩法对那些需要长时间站立或行走的工作者，如教师、护士、理发师、餐馆服务员以及销售员来说尤其有效。它不仅能够缓解日常工作中长时间站立或者身体某部位过度劳累所造成的酸痛不适，而且也是一种放松身心、增进健康的锻炼方法。正像医学家汉斯·谢耶解释的那样，不是压力本身，而是长时间处在压力之下，才会产生健康问题。

同样，长时间敲击键盘的工作者也需要实施手部反射区按摩法来缓解手部的疲劳酸痛。对于那些久坐和不停走动的工作者来说，试一下自我手部、足部反射区按摩，会收到意想不到的效果（见124~129页）。

心身疾病患者

在英国的一家专门治疗心身疾病的保健诊所里，一名反射区按摩师和一名咨询师在1996~1997年里接待顾客74人，其中49人接受了反射区按摩治疗，25人进行了咨询。经历了反射区按摩治疗的顾客中除2人外，其余都认为心身得以放松、焦虑有所减轻、能开口说话，而且头痛减轻，睡眠质量也有所提高。对比顾客实施反射区按摩前后的状况，结果更令人欣慰，顾客的情绪都有所改善，并增强了治疗信心。这进一步说明了反射区按摩法对缓解精神紧张、治疗心身疾病有着重要作用。

为了能以更加积极健康的心态消除恐惧、担心和绝望等情绪，或许您应该尝试一下手部、足部反射区按摩（见68~117页）以及自我护理（见124~129页）。

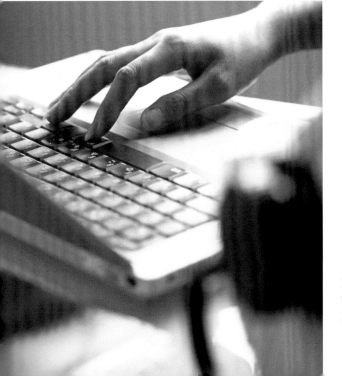

重复的工作，如打字或者长时间站立的工作，可能会产生各种各样的压力，反射区按摩可以解除压力，并缓解相应的紧张情绪。

手足反射区按摩法的研究

　　在反射区按摩法70年的现代发展史中，反射区按摩师报告了许多成功的案例。目前，反射区按摩法临床研究正进一步深入，有许多研究都注意到了反射区按摩法的益处，如术后康复速度的加快、冠心病症状的缓解等。

　　近年的研究显示，反射区按摩法在促进身体恢复自然平衡方面非常有效。1999年奥地利的一项研究以及1994年中国的研究分别显示，那些接受反射区按摩的人，肾和肠功能都更加良好。1996年中国的三项试验报告显示，接受反射区按摩的产妇分娩更顺利，泌乳也更快；患有脑瘫的孩子发育速度有所提高；病人自由基水平呈下降趋势。

反射区按摩的治疗作用

　　1998年中国的一项研究显示，那些接受足部反射区按摩的病人，胸闷、冠心病以及心绞痛的症状消失，高血压水平降低。足部反射区按摩有助于肾结石和尿结石病人恢复得更快（1996年中国研究），而且疼痛减轻（1993年丹麦试验报告）。在1994年瑞士的研究中，一些术后接受反射区按摩的病人与对照组相比，他们的肾、肠活动加强，对药物的依赖性也降低。一些产妇使用反射区按摩来减少分娩的疼痛。其他病症包括鼻窦炎（美国，2000年）、头痛（丹麦，1997年）、牙痛（中国，1994年）、经前紧张症（《妇产科》，1993年）、闭经（中国，1996年）、高脂血症（中国，1996年）、便秘（中国，1994年），接受反射区按摩，症状均有所减轻。

瑞士1994年的一项试验发现，术后接受足部反射区按摩的病人，药物的使用量减少。

反射区按摩法的安全性

　　1993~1998年中国的各种研究表明：在减轻某些疾病的症状方面，反射区按摩治疗比传统的药物治疗更安全，如尿潴留、消化不良、神经性皮炎、白血病以及冠心病。同时还证明，常规治疗结合反射区按摩可以提高糖尿病、肾炎以及婴儿肺炎等的疗效。

　　更重要的是，反射区按摩可以显著提高生活质量。1995年英国报告说，患有老年痴呆症的人接受反射区按摩后，可以减少躁动不安及神志恍惚，而且四肢僵直和关节炎的症状也可缓解。1997年佩塔·图斯得尔和安德烈亚·乌普霍夫·赫梅尔尼克的报告显示，反射区按摩对有精神疾病的人有积极的治疗效果。接受反射区按摩的人，身心放松，焦虑减少，头痛减轻，睡眠质量提高。许多案例都表明，反射区按摩可以消除恐惧、焦虑和绝望带来的不良情绪。

手足反射区按摩法在医疗保健中的应用

近年来，反射区按摩法受到一些传统医生的欢迎，这是因为反射区按摩法对他们的工作有辅助作用。许多接生员和产科医生都认为这一按摩法安全、自然，对人体不具有损伤性，可以用于分娩的产妇。医生也可以在医院里使用此按摩法来帮助术后康复的病人以及需要特别护理的病人。反射区按摩法在缓解疼痛方面起着重要的作用。

在妇产科的应用

护士和接生员都非常赞赏反射区按摩法，用它来减轻分娩的疼痛，解决并发症。反射区按摩法可以用来诱导分娩——一些护士和助产士都认为非常有效，不会造成胎膜破裂，还可以提高宫缩的力量。反射区按摩可以减轻宫缩痛，平静产妇的情绪，还可以对宫缩的频率进行调节。一些医生认为，反射区按摩可以缩短产程，使分娩时间较长的产妇在宫缩间隙入睡。在分娩的第三产程，反射区按摩法可以用来帮助胎盘娩出，也有助于解除产后尿潴留。1995年爱尔兰都柏林国家妇产医院的反射区按摩部门公布了这些研究结果。这个反射区按摩部门是在医生、病人和接生员的共同要求下设立的。该部门还报道了反射区按摩法的作用：除了帮助分娩以外，还可缓解产前和产后抑郁症、子宫内膜异位症以及经前各种不适等症状。

在外科及其他护理方面的应用

反射区按摩法的临床应用不只限于为妇女提供服务，哥伦比亚大学纽约外科手术部的一些项目也用到反射区按摩法。哥伦比亚大学外科综合医学研究项目表明：反射区按摩法对特护病人或者手术不久的病人都是一种理想的疗法，因为此疗法直接作用于足部，不会触及身体的敏感部位。

在哥伦比亚大学长老会医院的心脏辅助护理中心，反射区按摩法也起着重要的作用。这个中心围绕病人开展了多种治疗，许多心脏病病人都尝试了辅助疗法。该医院发现全身按摩和反射区按摩都很受病人的欢迎，将近60%的病人来到该中心接受按摩治疗。每年这里有1 400例心脏病病人，也就是说，其中60%的患者选择了辅助治疗。

辅助治疗

美国的许多保健机构都向病人提供反射区按摩课程，教他们自我护理方法，帮助减轻疾病问题。例如，马里兰州伯色斯达郊区医院开设针对失禁病人的反射区按摩课程，南俄亥俄医院、南达科他州的奥尔迦女王和平医院也都开设了反射区按摩课程。一些医生对这种自我疗法也很感兴趣，穆罕默德·厄兹医生就是其中一员，他是哥伦比亚大学长老会医院心脏辅助护理中心的创始人之一，他热衷于学习像反射区按摩法这样的辅助疗法，帮助病人减轻术后症状，如消沉、焦

反射区按摩法在临床中的应用
医疗机构和康复医院认为在以下几个方面使用反射区按摩法非常有效：
妇产科，尤其是分娩及其并发症。
术后护理。
辅助治疗。
为癌症患者缓解疼痛。

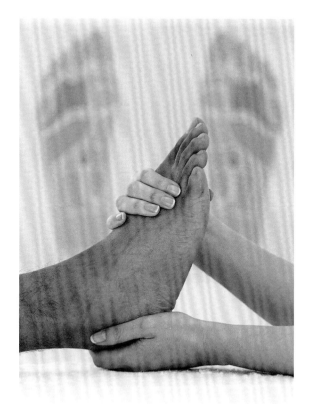

在几家医院里，反射区按摩已经逐渐融合到健康护理项目中，在缓解疼痛和术后治疗中起着重要的作用。

慮、疼痛、感染等。他说："缺乏经验的外科医生不会像内科医生那样，针对病人的情况，精心为他们提供必要的情感慰藉，提供缓解或者预防疼痛的措施。"

缓解疼痛

　　反射区按摩法在缓解癌症病人的疼痛方面起着越来越重要的作用。在英国，查瑞恩十字医院、伦敦汉姆史密斯医院、哈莱街诊所和利斯特医院的辅助治疗中心都把反射区按摩法列入癌症病人的辅助疗法。在这些中心之外，癌症支持治疗小组如癌症BACUP小组的癌症支持治疗服务、汉普郡议会癌症协会都提供反射区按摩服务。但是反射区按摩的操作者不限于医护人员，有关的病人家属及志愿者都可以给所爱的人或需要帮助的人进行反射区按摩。

　　在英国，康复医院反射区按摩服务项目不断增加，以满足患者的需求，每一个病人及其家庭都能够自主选择。反射区按摩可以改善病人的生活质量，增强病人治疗的信心，在缓解病人疼痛、焦虑的同时给家人以情感慰藉。

美国癌症协会期刊所做的调查发现，有1/3的癌症病人以反射区按摩法代替药物治疗。

成功案例

　　反射区按摩世界里充满了鲜活的成功例子，有医生叙述的，也有病人讲述的。这些轶闻趣事证明了病人在治疗过程中愿意接受反射区按摩，而这正是获取按摩功效的一个至关重要的因素。

　　成功的案例显示出了反射区按摩法的益处：它可以在无需药物辅助的情况下放松身心，刺激人体；释放消除紧张情绪的内啡肽。反射区按摩法能够帮助我们游刃有余地去应付高度紧张的工作、繁忙的家庭生活以及积极的休闲活动。

　　反射区按摩法受到病人及医生的高度称赞，它能够使身体、精神、情感重新恢复平衡，增强机体的抗病能力，以免受病魔的侵害或避免病情加重。事实证明，反射区按摩可以减少药物的用量，或者提高药效。反射区按摩法还可以缓解病人的紧张情绪，增强治疗的信心。

　　在实践中，许多成功的案例都证明了反射区按摩能够促使身体损伤部位恢复，尤其是手、足的损伤，甚至还可以帮助身体恢复陈旧性损伤造成的功能低下。反射区按摩可以缓解手、足的过度劳累以免造成损伤，能够保持双手的灵活和腿脚的灵便以安享晚年。

个案研究

放松反应

　　我们的顾客在接受反射区按摩时不乏睡着的例子。事实上，有人选择反射区按摩就是想获得全身的放松。而这种全身放松的益处是无法衡量的。我们的一位顾客，当意识到压力很大时，就把反射区按摩作为"挽救生命"的"稻草"，他非常喜欢反射区按摩所带来的放松感觉，因为放松可以使其恢复体力。

在她走进治疗室准备接受反射区按摩时，她问："哪来的声音？"凯文答："是您丈夫。"她的丈夫是一位非常有能力的律师。于是，她在接受反射区按摩时甜美入睡。

损伤修复

　　我们的一位顾客高中时足跟骨折，在接受了反射区按摩之后，教练让他重返比赛。这虽然已经是40年前的事了，然而他依旧记忆犹新。他现在步履矫健，忙于商务，穿梭于各个机场，闲暇时还打打网球。"当我去看医生时，我会得到处方；但是当我看到你们时，我感觉立刻就好多了！"

化解病痛

我们的一位顾客鲍勃被鼻窦炎引起的头痛搞得痛苦不堪。药物对他的头痛几乎不起作用，其他的辅助疗法似乎也不管用。我们教给他一套高尔夫球自助按摩技巧，帮助他缓解了头痛。他的同事也因鼻窦炎引起了头痛，烦恼万分。于是他给了同事一个高尔夫球，教给同事同样的按摩技巧——反射区按摩不仅治好了鲍勃自己的病，同时也让他有机会帮助同事解决头痛问题。

反射区按摩不仅让鲍勃缓解了自己的头痛，同时也让他有机会帮助别人。

摆脱服药

因哮喘和呼吸困难，苏珊常常半夜难以入眠，她的问题是对哮喘药已不再敏感，而其他药物也不起作用。我们教给她肾上腺反射区自我按摩疗法。她向我们反馈说，经过反射区按摩后她的呼吸重新畅通了。

消除损伤

沙伦因从事餐饮业，一站就是几小时。手脚的疲劳逐渐累积，以至出现头痛、腰痛、乏力等症状。沙伦感觉自己的健康状况每况愈下，是反射区按摩缓解了她的病症，改变了她的生活。她更加热衷于反射区按摩。

沙伦，像其他人一样，把反射区按摩法普及整个家庭。她母亲的眼疾，她一个女儿的颈椎病和另一个女儿的疲劳综合征都通过反射区按摩得到了治疗。

立竿见影的疗效

我们的一位顾客是部长夫人，她经常胃痉挛。有次在去医院的路上，她试着用我们教她的手部反射区按摩法按摩。当司机回头看时，发现她已经自己缓解了病情。

顾客反馈说，她的胃痉挛得到了缓解，不必去急诊室了。

拜访手足反射区按摩师

拜访反射区按摩师跟拜访其他保健专家一样，您不仅希望他们具有像内科医生和牙科医生那样和蔼、认真的服务态度，还希望他们的工作室干净、明亮、舒适，按摩时可以坐在躺式座椅或躺在按摩台上。按摩时，为方便按摩师操作您要脱掉鞋子、袜子，但可以穿着裤子或盖上一条毛巾。

一套反射区按摩程序需要30~45分钟，有时可能会长达1小时。专业的反射区按摩师应该系统完整地给双脚实施按摩。一只脚按摩完后，顾客认为应该多加按摩的地方，按摩师应该进一步按摩。"舒适放松按摩"使人感觉良好，可在按摩开始或结束时做。按摩的力度应该以您的舒适感为准。也就是说，如果有点痛的话，应该是轻微的痛感，而不是对身体造成危害的那种感觉。如果您感觉有任何的不适，那就要求反射区按摩师用力轻一点，他也应该做到这一点。

专业按摩师充分合适的按摩，可以使您身体得到放松。当他们给您做反射区按摩时，您也应该进行反馈，对不同的反射区按摩情况进行评价。按摩师也应该听取您的意见，留心您的感觉。按摩师应该记住您感觉舒适的区位或者使您感觉微痛但很舒服的区位，以便进行接下来的反射区按摩。

是普通按摩，还是反射区按摩？

很多人视反射区按摩为一门科学，也有人认为这是一门艺术。尽管有专业的标准和操作，但按摩力度和手法也会因按摩师的不同而不同。有些反射区按摩师赞成同时使用乳、液、油，而有些按摩师则认为这就成了足底普通按摩而不是反射区按摩了。

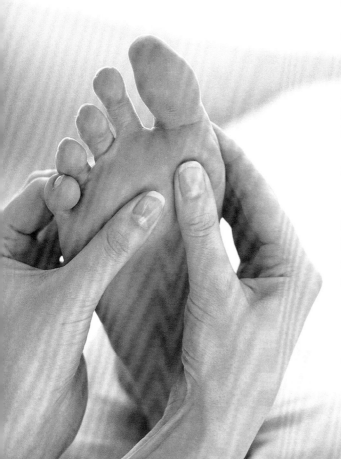

提出问题

当您选择反射区按摩法时，请明确您的目的，牢记您选择的理由。无论是缓解双脚疲劳、想获得全身心的放松、解决有关的健康问题，还是其他原因，都要让反射区按摩师知道您的目的。向反射区按摩师咨询有关的问题有助于制订适合您的按摩流程。试着思考以下问题，或许对您有所帮助。

自我反问

这次反射区按摩后我的感觉如何？

当您尝试了一次反射区按摩后，问问您自己是否手脚能够完全正常工作，是否解决了问题，是否得到了专业的治疗。最后，评价一下钱是否花得值。

我的身体感觉如何？

经历了一次反射区按摩后，您应该会感觉放松。有些人感到双脚有了直接明显的效果。普遍的评价是"我的脚变得好轻快""感觉我像是在枕头上行走"。

向反射区按摩师提问

您有怎样的培训背景及工作经历？

如果一位反射区按摩师经过专业培训，而且有一定的工作经历，并取得了按摩师资格，那他就能够为您提供按摩服务。值得注意的是，标准也在随着时间改变。20年前，经过周末课程培训就可以从事反射区按摩，但是如今不取得按摩师资格就不能从事按摩职业，因此，按摩之前请您确认一下按摩师的资历或者按摩机构的营业执照和执业许可证。

您还提供其他服务或者推销产品吗？

要注意有些人已经拓展了业务，销售产品或提供其他的辅助疗法，这些人可能不如全职的反射区按摩师那么专业。

您都提供哪些服务？

询问一下反射区按摩师服务的性质。看他是主攻手部还是足部反射区按摩。由于职业或者日常习惯，您可能会喜欢手部而非足部反射区按摩。按摩师是否使用乳、液、油，是在做反射区按摩还是足底按摩。要确认按摩是否能提供您所需要的服务。

要做几次反射区按摩，才能看到效果？

两三次之后您就应该可以看到效果——身心放松或者症状减缓。要当心那些试图说服您进行更长时间反射区按摩的医生。当然，您的患病时间越长，看到效果需要的时间也就越长。

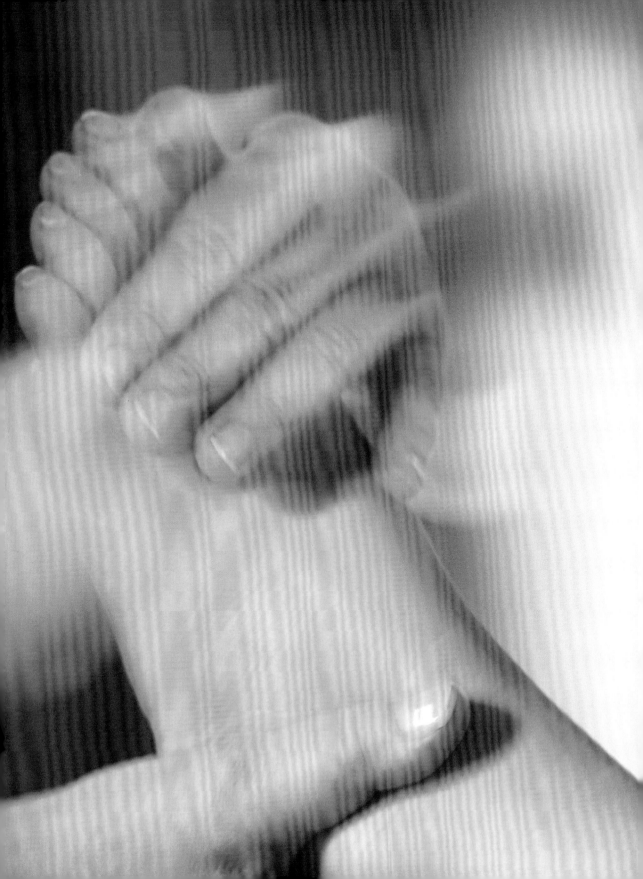

手足护理

您的手和脚每天都在承受着压力，处于紧张状态，经常进行手足部反射区按摩能够缓解疲劳、促进健康。本部分将为您讲述使用辅助工具的放松按摩方法及其注意事项，以预防每日工作中相对固定的重复动作（如走路或打字）所引起的潜在危害。本部分还会告诉您应该穿什么样的鞋子，以及不要穿什么样的鞋子。

手足解剖

人类是地球上唯一双腿直立行走的动物，每走一步，每只脚都要承受体重2.5倍的重量。足部结构不断进化以适应这种压力。人的足部结构复杂，由26块骨，以及肌肉、韧带和神经等组成。

当双脚功能正常时，我们往往不会关心它的结构；只有当其出现问题时，我们才会试着了解、熟悉它的解剖结构。因为身体每天跟地面接触的部位主要是脚，所以脚的每一个结构都起着重要的作用，不管是走路、跑步，还是简单的站立。

当我们站立时，脚掌下面的跗趾球和足跟形成一个稳定的平台以支撑身体的重量。当我们走路或跑步时，足跟最先着地，然后是脚掌、脚趾，同时小腿肚处的跟腱收缩，抬起足跟，推动身体向前行进。足弓跨越整个脚底，其弹性可以缓冲行走时地面对人体的冲击力。

双足每天都要承受人体的压力，同时还受到鞋子的束缚力、地面的反作用力。最值得一提的是，因遗传造成的各种各样的足部特征，如二趾比跗趾长，如果赤脚行走的话，不会有什么影响。但是，当穿着鞋子，走在坚硬的路面上时，较长的二趾会增加足弓的弯曲，不再吸收行走时地面产生的震荡，结果是足部绷紧，造成疲劳。

世界上86%的人会在一生中的某个阶段出现足部问题。

足弓的形状受遗传因素的影响，足弓较高或较低都会影响脚的活动，引起疼痛和畸形，如爪形足、锤状趾、足底筋膜炎、局部结缔组织炎症。手指关节炎及脚趾滑囊肿的发生也与遗传有关，鸡眼引起的疼痛，即使穿着合适的鞋子，也仍然无法缓解。

手部

手的构造也相当复杂，由27块骨，以及肌肉、肌腱和神经等组成。因为手是用来完成一些精细、复杂工作的，所以手和手腕也容易像脚一样变得酸痛疲劳。随着人类的进化，拇指与其他手指呈反向状态，因此我们可以抓握，但是反复的抓握动作会导致手指疼痛。其他引起疼痛的病症如腕管综合征，大多是由腕部组织肿胀压迫神经引起的。由于频繁地使用，手部容易受伤，因此，手部也需要得到我们的关注和护理。双手像双脚一样，布满了丰富的神经末梢，因此对反射区按摩也非常敏感。

手足部骨骼结构

手和足的骨骼形状反映出它们不同的用途。例如，趾骨比指骨短，因为脚趾的主要作用是保持平衡和抬举，而手指的主要作用是抓握。足部骨骼复杂精密，十分健壮，能够支撑整个身体的重量，运动起来也非常轻便。手部腕骨和掌骨与可以对指的拇指共同完成抓握动作。

足内侧

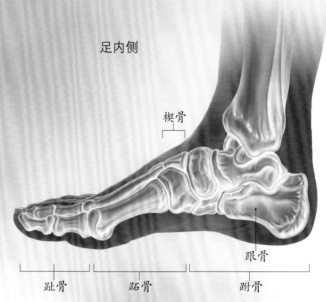

楔骨

跟骨

趾骨　　跖骨　　跗骨

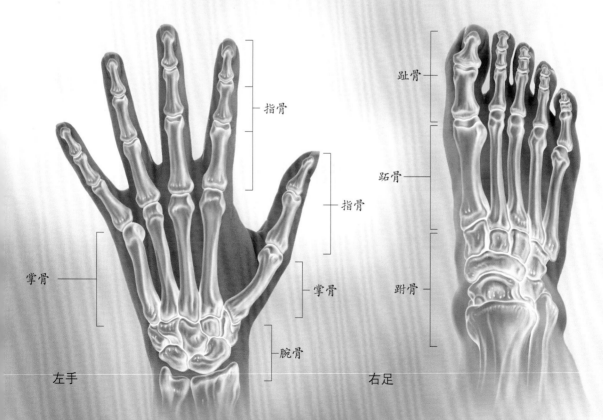

指骨

指骨

掌骨

掌骨

腕骨

左手

趾骨

跖骨

跗骨

右足

日常护理

　　虽然我们日常行走的路面并不都是平坦的，但是在城市里，平坦的混凝土大道比比皆是，乡村里的鹅卵石小路也有很多不见了踪影。然而路面的现代化使人们脚下的道路丧失了原来的天然质地，不再是各式各样，因此人们的双脚每天都重复在同样的地面行走。这种重复的压力使现代人的双脚更容易受到伤害。假如您能遵循以下几点建议，做一做反射区按摩，就可以避免足部（同样适合手部）问题了。

　　人的双脚具有很强的适应能力，不是只能在光滑的道路上行走。然而，像身体的其他部位需要运动一样，脚如果运动不充分，力量就会减弱，也会引发一些复杂的病变。由于受到损伤，足的功能受限，身体也将失去平衡。

足部护理

　　通过行走、跑步、踩踏在不同的地面，刺激足的压力感受器，让每只脚都能够得到充分的活动，从而改善其健康状况。例如，行走在特殊质地保健路面上，可以刺激足部被忽略的压力感受器，全面缓解足部疲劳。保健路面（见46~49页）是指各种质地的能够刺激脚部肌肉、肌腱和骨骼的路面。

　　足有四个基本的运动方向，最常用的是走路时足跟–足尖的运动方向，还可以向里和向外运动。朝这四个方向的运动可以充分活动双脚。

　　我们在行走的时候，由于身体的重力和地面的冲击力相互作用，会产生震荡。路面的硬度与震荡的程度有关——较硬路面，如混凝土、沥青、硬木等地面行走产生的震荡较大；而柔软、有弹性的表面，如草地、沙地行走时产生的震荡较小。如果生活中常常可以在沙滩上行走，那将是非常美的事情。但是我们现在所走的大都是较硬的路面，不柔软、不具有弹性，很少吸收震荡，因此容易产生疲劳。通过保健路面运动，进行反射区按摩，可以让我们有一个放松全身心的机会。

手部护理

　　我们也不能忽视手部护理。简单的牵拉就可以让整天敲击键盘的手指缓解疲劳；揉搓可以改变手部日常的活动方向，让双手彻底放松。类似足部的基本按摩手法也同样适用于手部（见54~55页）。

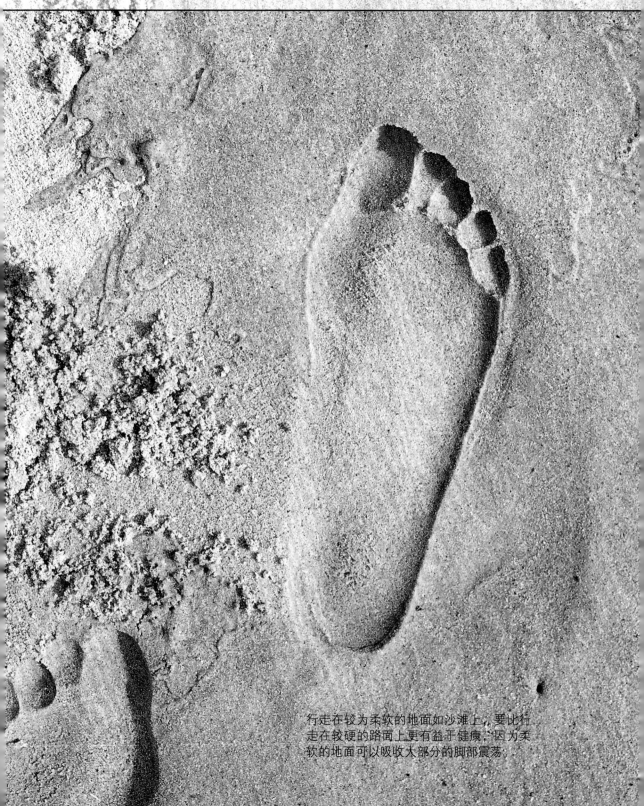

行走在较为柔软的地面如沙滩上，要比行
走在较硬的路面上更有益于健康，因为柔
软的地面可以吸收大部分的脚部震荡。

选择鞋子

研究人员发现，在自然形成的地面赤脚行走效果最好，在混凝土路面上赤脚行走就不是理想的状态了。因为赤脚隔绝不了较硬路面产生的震荡，因此合适的鞋子对脚及身体的健康都有很大影响。如果能遵循以下的建议穿着最适合的鞋子，行走时就会感觉舒适。如果您还有疑虑，那么就请记住，不要购买也不要穿着对脚有伤害的鞋子。

尺码：或许您以为知道自己鞋子的尺码，但是您或许不知道成人的脚大小也会产生变化，尤其是孕妇。孩子脚的大小可能要发生26次变化。

舒适：买鞋不要只看样式和外观，要看穿着是否舒服。看起来很时尚的鞋子穿起来可能会伤脚，以致全身都跟着受累。例如，高跟鞋会使身体的重量向前倾斜压到脚前掌的踇趾球，难以保持平衡。尖头鞋走路时会挤脚趾。细跟的鞋因为与地面接触面积较小，不易保持身体平衡，也不利于行走。松糕鞋可能会崴脚伤脚，高科技运动

赤足

双足如同支撑身体的底座，可以保持身体直立稳定，也可以推动身体向前行走，双足要吸收运动产生的震荡，通过足部自身的结构来分散身体重量。在较软的地面上赤足行走对脚有益，但在很硬的路面上赤足行走则可能会让足受伤。

凉鞋

这种鞋不会像其他鞋那样对脚有多种限制，使脚酸痛，或者捂脚。但是应该注意，尽管凉鞋穿起来可能很舒服，但并非所有的凉鞋都能支撑双脚在较硬路面长时间行走或跑动。

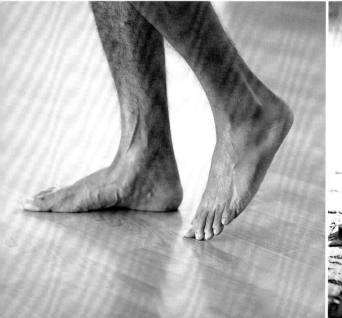
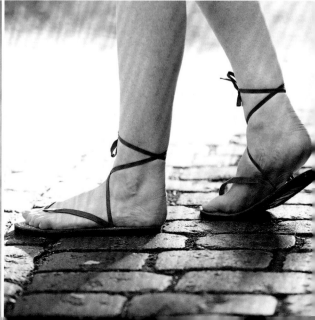

鞋不耐穿。这些鞋子看起来也许很漂亮，但是对脚的伤害却很大。

同时也要记住，尽管鞋子大都制作精良，但如果磨损了也会伤脚。人们曾经最喜欢的鞋子，最后也会坏掉。

袜子：购买鞋子时，要穿上您平时经常穿的袜子。穿上鞋子，您应该可以把脚趾放平，也可以摆动脚趾。

形状：鞋子的形状应该和脚的形状相配。如果跖骨和脚趾挤得很紧或者不能弯曲，脚的着力点就会发生变化，不再是蹈趾和脚的内侧，而改在小趾和脚外侧。如果脚部不平衡，跖骨就会受累。如果情况更严重，脚趾可能会卷曲。所以如果您的脚又宽又厚，就该穿胖形的鞋子。如果您脚前掌的蹈趾球较宽的话，就要买宽度合适的鞋子。如果您的脚或后跟较窄，也要相应地选择合适的鞋子。如果足弓较高，穿系鞋带的鞋子会摩擦脚部，可以把鞋带调整到合适程度。

鞋底：根据您经常走的路面进行选择。软底鞋适宜于大部分路面，它能部分吸收硬地面所产生的震荡。然而耐克公司的研究人员发现，硬底鞋更适合站在较硬的地面上。当身体竭力保持站姿的时候，硬鞋底可以保持脚部的稳固，肌肉就不会紧张。

软底鞋

专为步行、运动和休闲时穿着的新一代鞋子已经研发出来了。它们共同的特点就是软底，鞋面较宽可以使脚趾伸展，鞋底弹性良好，坡跟，所用材料透气性好。

高跟鞋

高于5厘米的鞋跟都会使身体发生变化，如小腿肌肉变短，跖骨受损，或者腰部、肩部、脖子出现问题。研究表明，穿高跟鞋长距离行走时要花费更多的体力，一天下来就会感觉疲劳乏力。

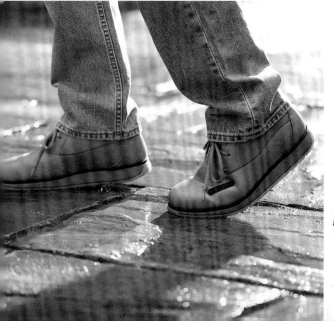

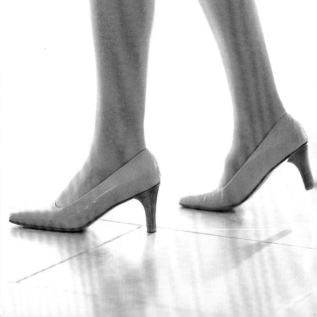

保健路面

　　我们把保健路面称为"双脚的迪斯尼乐园"，因为它可以让双脚在日常的工作中进行一次放松。每天，双脚都要承受身体的重量，不断调节以适应脚底地面的变化。保健路面改变了双脚的受力部位，减轻了双脚的压力，同时也放松了全身。在保健路面上行走，可以提高足弓的运动能力，同时也可以振奋精神。

　　保健路面是一种步行路面，由不规则形状的物体组成，可以自制或者由商家生产。赤脚行走在这种路面上可以刺激双脚不常运动的部位，从而打破双脚重复运动所造成的压力，进而消除全身的疲劳。

　　许多人想促进自己的身体健康，因此传统的保健路面在亚洲再度风靡。这一理念使人想起了日本的传奇神话：武士砍下一截竹子，在圆形的竹子上行走，以此强化体力和增加活力，这种运动被称为"踩竹运动"。在日本的传统中，脚被认为是人的第二心脏，衰老迹象最先从脚上看出。脚底的变化与身体的健康息息相关。

　　在20世纪80年代，日本的第一段现代保健路面在桂川的资生堂化妆品工厂诞生。它是一条75米长的不规则长方形沙砾路面，刺激程度由温和逐渐变得强硬。小沙砾铺成的桥可以用来刺激脚趾，方形的石块专门用来刺激平常难以用到的部位，另外还平稳摆放着边缘不太圆滑的较大方形石块。小沙砾、圆形的混凝土条和石块并排，用以刺激脚趾和脚趾间的部位，对足弓也非常有利，这其实是传统在竹子上行走的翻版。

自己制作保健路面

　　要想在家里获得这种效果，可以参照48~49页的一些设想来制作您自己的保健路面，在室内或花园皆可。把不同质地的物体摆放成一条轨道，然后在上面行走或站立。不断尝试新的物体，选择您喜欢的材料，用不同的方法刺激您的双脚。您可以选择扫帚柄或者木楔子、吱吱嘎嘎响的沙砾、鹅卵石或者光滑的河底石；还可以从沙滩、树林或者花园里找一些东西，如漂流木、一段圆木或者一截PVC管、门垫、沙子或者草地。当使用户外物件时，要确保其稳定牢靠——把它们埋入土中或者用其他方法固定住。在室内，要选择一些小而稳固的东西，把它们放在一个容器或者托盘里，如可以把干豆子盛在盒子里或者把小石块装在袜子里。行走时，您可以扶着墙或椅子靠背，以保持稳定。

使用保健路面

1 为了保持平衡，可以用双手扶着椅子靠背，把一只脚放在扫帚柄上。

2 慢慢地把身体的重量转移到扫帚柄上，并不断用脚底滚动扫帚柄，用它按摩脚底的各个部位。注意感受脚底各个部位不同的感觉，以及那些感觉不适的部位。

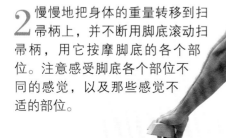

不同变化

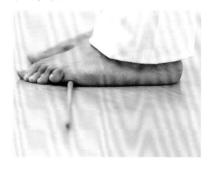

如果扫帚柄让您感觉不舒服的话，可以试试其他的物体，如稍细的木棍。

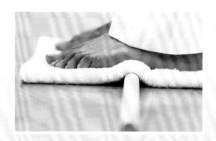

也可以把一条毛巾盖在扫帚柄上，经过几次按摩适应后，再把毛巾撤走。

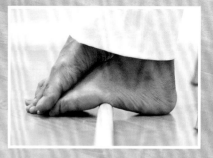

如果这样还是感觉力量太大，那就先从坐姿开始，把一只脚放在另一只脚前端以施加压力，让脚适应圆形物体表面。然后慢慢地站立，直至达到像步骤1所示的完全站立姿势。

保健路面的好处

加强全身力量。

增进睡眠。

双脚完全放松。

增强脚部、腿部、腹部、腰部肌肉力量。

有些人喜欢站在某处，用脚在地上摆弄某一有趣的物体。而有些人却喜欢远足，在不同质地的地面上行走。脚的活动最佳频率及时间长度为每天10分钟左右，活动时尽力去体验您所喜欢的不同运动。

这些运动可以让双脚有机会体验不同路况，而这些不同的路况曾经是人类双脚在日复一日的生活中不可分的一部分。

开始锻炼

在保健路面上行走是一种运动形式，要循序渐进地运动。和其他形式的运动一样，如果你有脚部问题或其他病症，如骨质疏松症等，应该先向医生咨询。在保健路面上行走之前，要记住您

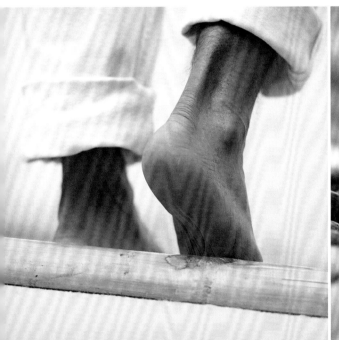

赤脚踩竹子

"踩竹运动"（takefumi）是日本传统的在竹子上行走的一种运动。"take"的意思是"竹子"，而"fumi"是踏上去的意思。取一段竹子竖劈成两半，把圆的一面朝上放在地板上。慢慢地把身体的重量转移到竹子圆面上，注意自己的感觉以及敏感部位。您的双脚应该感到舒适，而不应有不适的感觉和压力。试着从一边滑动到另一边，或者双脚轮换在竹子（或者PVC管）上运动。

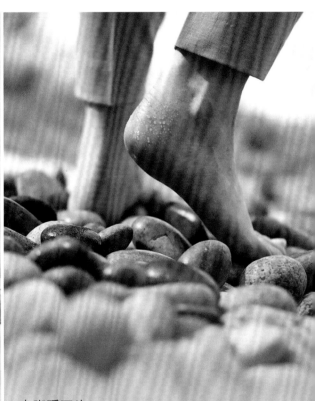

赤脚踩石头

被流水冲刷得光滑的石头是脚部运动的舒适理想的路面组成成分。在不同的石头上尝试一下，或许您会发现有您自己喜欢的大小适中的鹅卵石。您甚至会发现踩踏某块石头使脚的某个部位尤其舒服。除了在一块石头上按压双脚，您还可以在满是石头的河床上站立或行走，体验一下凉爽河水所带来的刺激和快感。

所踩踏的任何物体对您的双脚来说都是一个挑战。注意每一种物体对您脚的影响，留意自己的反应，并确保在舒适的范围之内。如果您过度挑战您的脚，可能会使自己受伤。如果在某种路面上行走之后，双脚疼痛，就要缩短在这种路面上运动的时间，或者换成较小的物体。如果您认为第一次在某种路面上运动后，感觉很舒适，并且想进一步运动的话，那么试着适应在其他更具挑战性或不同质地的路面上行走或站立。这些路面上可能有平放的边缘不太圆滑的石头或者是更小的沙砾，以此来彻底按摩脚趾和脚趾之间的部位；或者是使用圆形物体来锻炼足弓。

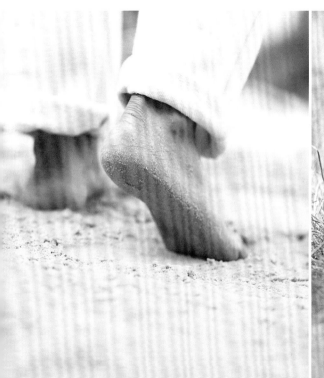

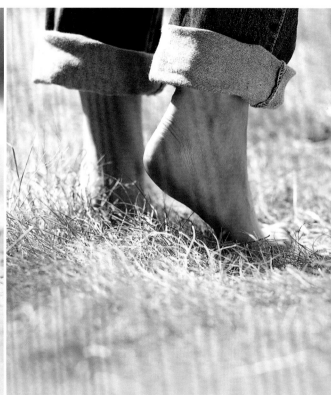

赤脚踩沙子

　　赤脚在沙滩上行走可以使脚和小腿的肌肉得到锻炼。比起混凝土或者其他平坦稳定的路面，沙子表面可以给脚底施加压力，会使脚走起来更费劲，而且以不同的方式落地。因此在沙子上行走，不仅可以给双脚很好的锻炼，还能使全身受益。

赤脚踩草地

　　赤脚踩在草地上，使人有种凉爽清新的感觉，柔软而又有弹性的脚底可以变得更加柔软而有弹性。试着在每天的不同时刻在草地上行走——在洒满露珠的早晨，或者在草地被雨水浸透的时刻，或者在漆黑的夜晚；也可以试着在不同的季节里在草地上行走，无论是冬日冰冻枯槁的草地，还是春日温暖翠绿的草地，您都可以体验一番。

辅助按摩工具

　　辅助按摩工具可以精确地找出足部、手部或身体的不适部位，能够进一步地消除或减轻症状。同时还要考虑到您的时间和经济状况。如果您的经济条件有限，可以使用居家物品自制一些器械工具，如高尔夫球。如果空余时间较少，可以在上班时间坐着或者站着小心谨慎地使用辅助工具进行锻炼。手部或足部运动的辅助工具有不同的形状和大小。以下是足用滚轮按摩器以及手足都能用的按摩球。

　　手部与足部的辅助按摩工具有不同的形状与尺寸，下面展示的是足部圆柱形滚动工具与既可用于足部也可用于手部的球形滚动工具。

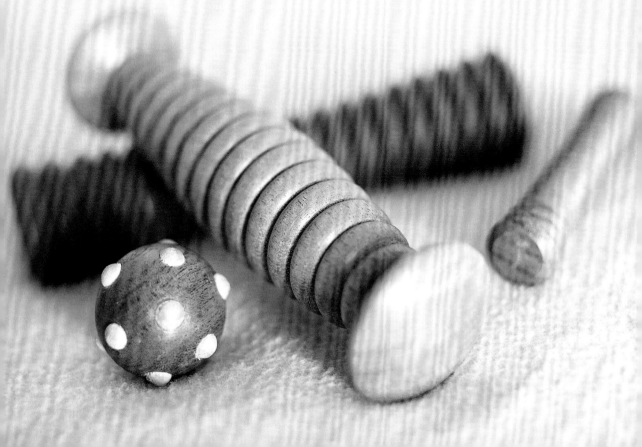

足部辅助按摩工具

　　在脚底滚动圆柱形或圆形的物体，运动效果最佳。除了专业生产的一些产品外，您还可以使用自己家里的物品，如擀面杖、饮料瓶或者椅子横档。高尔夫球是最理想的自助工具。

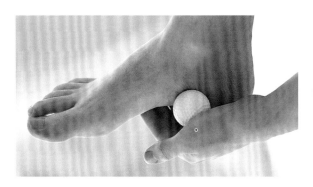

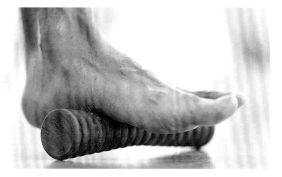

把高尔夫球握在掌心，按向脚底，同时把手指放在脚外侧边缘，让球来回地滚动。

也可以把脚放在滚轮按摩器上，沿着滚轮按摩器滚动的方向运动双脚，变换脚的角度可以放松不同的部位。弯腿屈膝，可以增加压力。

手部辅助按摩工具

　　使用手部辅助按摩工具时，用力要轻一点，比起足部工具，手部工具更容易掌握操作。高尔夫球或者更小的、圆形的小狗玩具等，都可以使用，用起来也很方便。

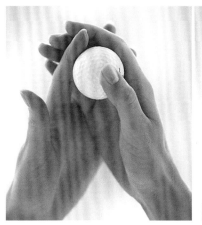

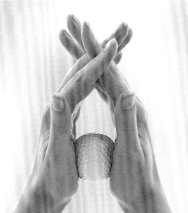

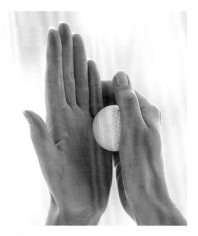

用一只手的大拇指和并拢的四指夹住球，按摩另一只手的各个手指，把球沿另一只手的整个手指滚动。

双手手指交叉，把球夹在手掌近拇指处，来回滚动。

找准一个反射区的位置，如图所示，用一只手握球，同时把四指放在另一只手的手背上，在这一区域滚动球。

放松运动

脚部

　　脚每一步的迈出都要通过肌肉、肌腱、韧带的联合互动，但是在日常的活动中，这些部位并不能得到完全的运动。为打破这种日常模式，加强脚部功能，可以尝试以下的运动。

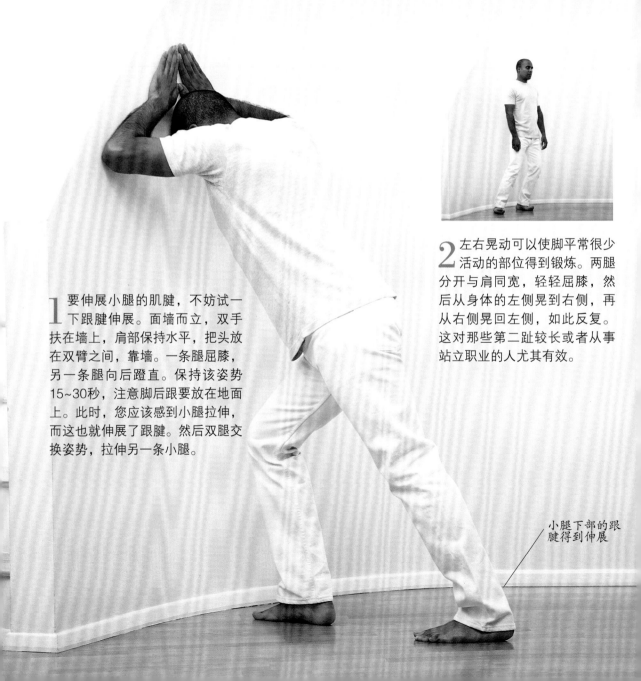

1 要伸展小腿的肌腱，不妨试一下跟腱伸展。面墙而立，双手扶在墙上，肩部保持水平，把头放在双臂之间，靠墙。一条腿屈膝，另一条腿向后蹬直。保持该姿势15~30秒，注意脚后跟要放在地面上。此时，您应该感到小腿拉伸，而这也就伸展了跟腱。然后双腿交换姿势，拉伸另一条小腿。

2 左右晃动可以使脚平常很少活动的部位得到锻炼。两腿分开与肩同宽，轻轻屈膝，然后从身体的左侧晃到右侧，再从右侧晃回左侧，如此反复。这对那些第二趾较长或者从事站立职业的人尤其有效。

小腿下部的跟腱得到伸展

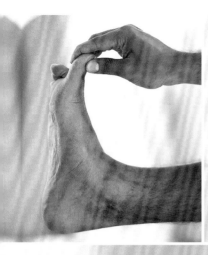 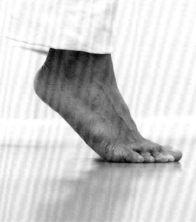 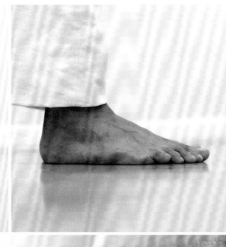

3 坐位伸展脚趾。把一只脚放在另一腿的膝盖上，握住蹬趾，轻轻牵拉，慢慢伸展脚底的肌肉。双脚的所有脚趾都可以重复同样动作。

4 脚跟抬举可以加强脚底和小腿肌肉的力量。站姿，扶住椅子靠背以保持身体平衡。把脚跟抬起直至脚掌蹬趾球着地，停止，然后放下。重复数次。

5 站立或坐位时，脚趾下压，即脚趾向地板方向按压，这样可以锻炼脚趾的肌肉。脚趾向下按压时应完全平铺在地板上。

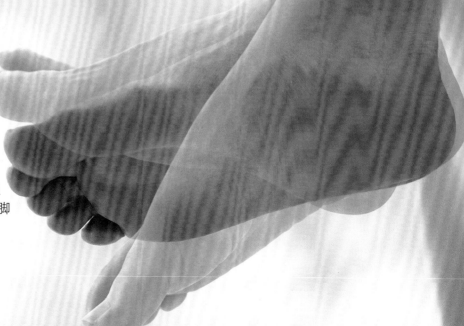

6 转动脚踝可以松弛和伸展脚部肌肉，提高脚踝的转动能力。首先以顺时针方向转动脚踝几次。当您用蹬趾在空中画圆时，脚就可以向各个方向运动。换一只脚重复同样的动作。

手部

手部日常的习惯活动模式很有限，而这可能导致手的疲劳和损伤。手部运动的目的就是给手提供一个比平常活动范围更加全面的运动，以此来缓解疲劳，增加手的灵活性。对于那些经常从事重复性工作如打字的人来说，步骤3~6的动作，即手部不同方向的运动，尤其有效。

1 拉伸手指。即用一只手握住另一只手的食指，然后向外轻轻地、慢慢地牵拉，持续几秒。依次牵拉各个手指，也包括拇指。要想检验下这种手法的效果，可以先张开、再合上手指，您会发现刚才牵拉过的手更加轻松灵活。用同样的方法拉伸另一只手。

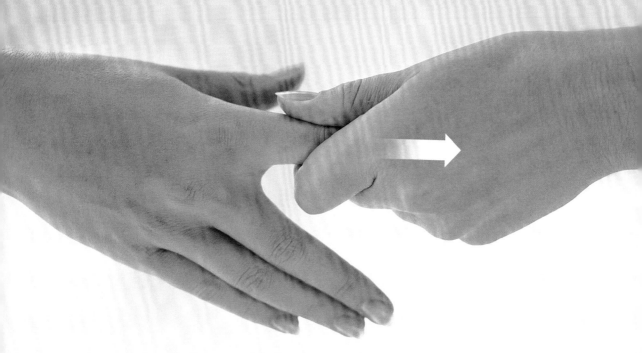

2 翻掌。把一只手的四指放在另一只手的手背上，同时把拇指放在手掌面。四指向下压，同时拇指向上挤。这一动作类似于扭转手腕。如此重复几次，然后换到另一只手。

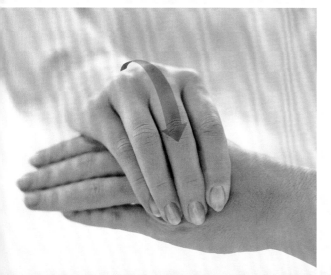

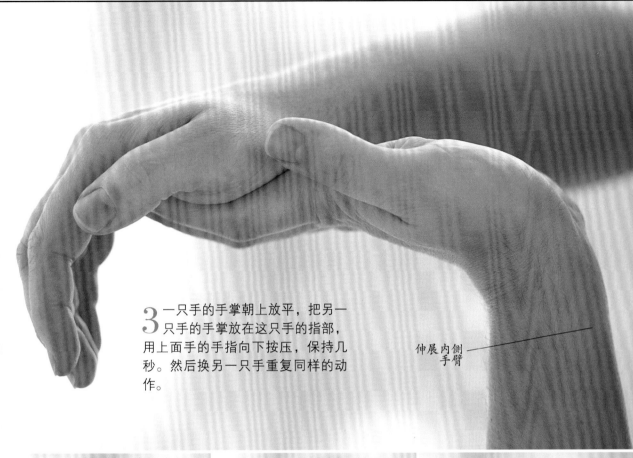

3 一只手的手掌朝上放平，把另一只手的手掌放在这只手的指部，用上面手的手指向下按压，保持几秒。然后换另一只手重复同样的动作。

伸展内侧手臂

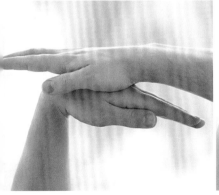

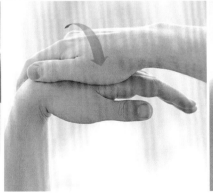

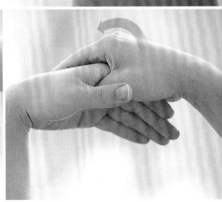

4 再把一只手平放在另一只手的手背上，用手掌按压手背几秒，然后双手交换位置，重复同样的动作。

5 如图所示，把一只手放在另一只手的手背上，上面的手握住下面手的掌缘，用掌根向下按压，四指向上拉，以使下面的手掌翻转。保持片刻。然后双手换位，重复此动作。

6 如图所示，一只手握住另一只手的掌缘，然后用上面手的四指向下按压，拇指向上拉，以使下面的手掌翻转。保持此姿势片刻，然后换手重复。

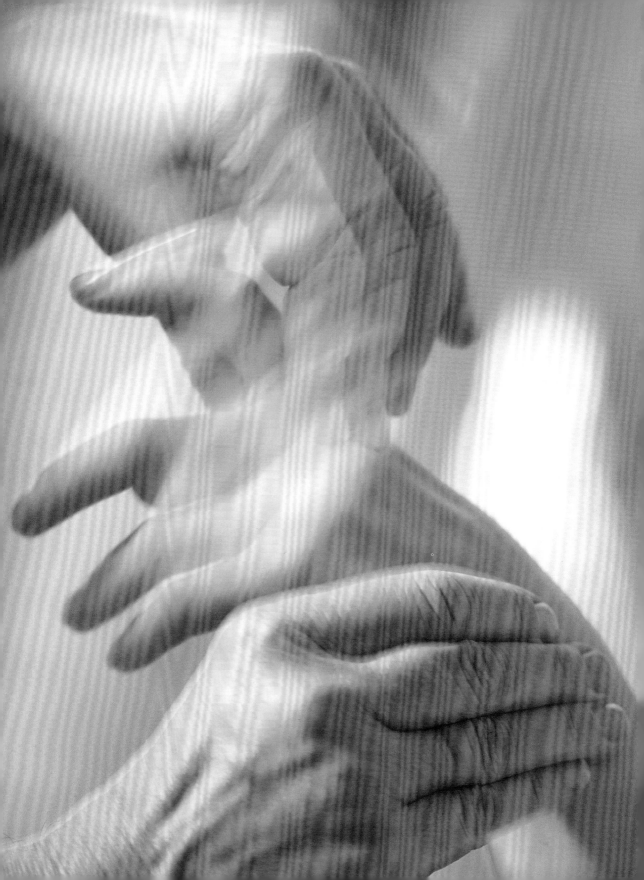

手足反射区按摩流程

本部分将指导您如何一步一步完成手足反射区的按摩。每个步骤开始和结束时进行的放松按摩，旨在进一步放松，以取得更好的按摩效果。本部分还讲述了自我按摩手法，并给婴幼儿、孕妇和老年人提供了一些按摩的建议。按照本部分列出的步骤定时按摩，可使您身心放松，恢复健康，保持旺盛的精力。

按摩准备

在准备进行反射区按摩时，您的目标是在您和朋友或者亲人之间创造出轻松的氛围。要想使最少的努力产生最大的效果，您需要为自己和他人创造舒适的环境、专心按摩，有时还要选择合适的时间。

在为反射区按摩创造最佳环境时，想一想有哪些东西可以为您所用，哪些让您感到舒服。双手工作时的最佳姿势：双手下垂，贴近身体，然后抬起双手使肘部屈曲成90°。将要接受按摩的手或脚放在您双手可以够得到的最合适的位置。

专业的反射区按摩师按摩时，病人一般坐在躺椅或者其他椅子上面，将双脚放到合适的位置，按摩师坐在躺椅对面较低的地方。您可能喜欢轻松随意一些的环境，如与患者面对面坐在沙发上。不管如何安排坐法，一定要能够看到病人的面部表情，观察他在接受按摩时的反应。注意，您一定要在背部放上可倚靠的物品，这样可以避免因给病人按摩而导致身体酸痛（按摩结束时，您的感受如何呢？是否双手麻木、腰酸背痛？）。

最佳姿势

按摩手部时，只要您能够看清病人的面部表情，与他并肩而坐不失为一种好办法。一只手按摩完毕后，转到另一侧按摩另一只手。给儿童按摩时，您可以在他临睡时坐在床边，简单进行几分钟的全脚按摩。按摩时面对病人，这样您可以根据他的反应来调整按摩的力度。病人入睡或者面带笑容说明按摩的效果不错，病人皱眉或者抽脚就说明您用力过大。您要在保证病人舒服的前提下运用反射区按摩的手法。传说按摩时有疼痛感效果更好（这种说法确实存在）。但应注意的是，太痛就不好了。按摩者要注意观察病人的表情，从中判断哪种按摩方法更受欢迎，哪个反射区更为敏感。另外，还要注意用力的大小。例如，给小孩、老年人及所有脚部皮肤细嫩的人按摩时所用的力度应该小于给身体魁梧的人按摩时所用的力度。

辅助物品和环境

花些时间收集一些辅助物品。找几个垫子放上，不仅可以抬高脚的位置，还可以缓冲病人接受按摩时脚所受的压力。一床被子或者薄毛毯也是很有帮助的。按摩时您全身暖和起来了，但病人一直躺着，可能会感到冷。流鼻涕时，放一盒手纸也是必要的。

还可以想一想环境问题，自己想要什么样的按摩环境呢？如果您的目标是创造轻松的环境或者安静的谈话时间，您可以限制房间里的电话铃声、电视机的声音、其他人的谈话声、过于耀眼的灯光，以及其他能看到的物品。事先和病人进行沟通，安排大家都喜欢的环境。就您自己而言，干扰注意力的事物越少越好。

另一项准备工作是修剪指甲。指甲不宜太短或太长。指甲太长了容易接触病人的手或脚，使

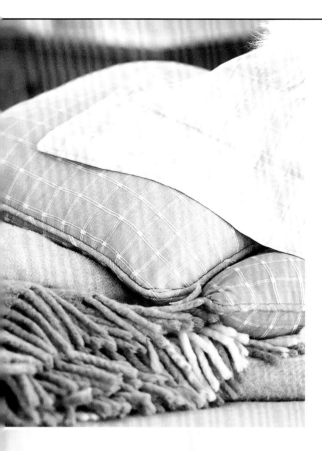

他无法完全放松。当看到指甲在病人的手或脚上留下了印痕时，您最好剪去一点。指甲的最佳长度是当您的视线掠过手掌表面时，看到的是指尖而非指甲。如果指甲剪得太短，下面的嫩肉都露出来的话，按摩时自己会非常不舒服。

本书中所讲述的手法不宜运用于沾满奶油、油脂或者洗涤液的手和脚。如同在潮湿的沙地上奔跑，这些油腻的液体会给您的手指带来额外的工作负担，并可能损伤手指。因此，接受按摩的人要将双脚洗干净，没有油腻物。

开始按摩

按摩开始时，要先进行一系列的放松按摩（见68～73页和98～101页）。按摩前后的放松按摩在整个按摩过程中发挥着重要作用。全脚或全手按摩需要遵循一定的规则。在依次按摩手或脚时，应先进行按摩前的放松按摩，然后再开始全套按摩。按摩结束后，再次进行放松按摩。

在每个反射区应按摩多长时间呢？答案是：因人而异。对婴儿、儿童和老年人进行按摩时，用力要轻，时间要短，否则可能会因按摩过度而产生损伤。如果患者反映某个部位被搓伤了，那么按摩师在该反射区一定是用力过度了。在按摩中要避开该部位，直至其不再敏感，重新对其按摩时力度要小。

专业的反射区按摩师进行全手或全脚按摩需

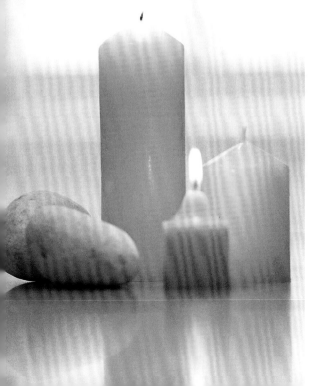

在进行反射区按摩时，蜡烛的柔光有助于创造出轻松的环境，再给病人垫上垫子、盖上毛毯可以使他在接受按摩时感觉温暖舒适。

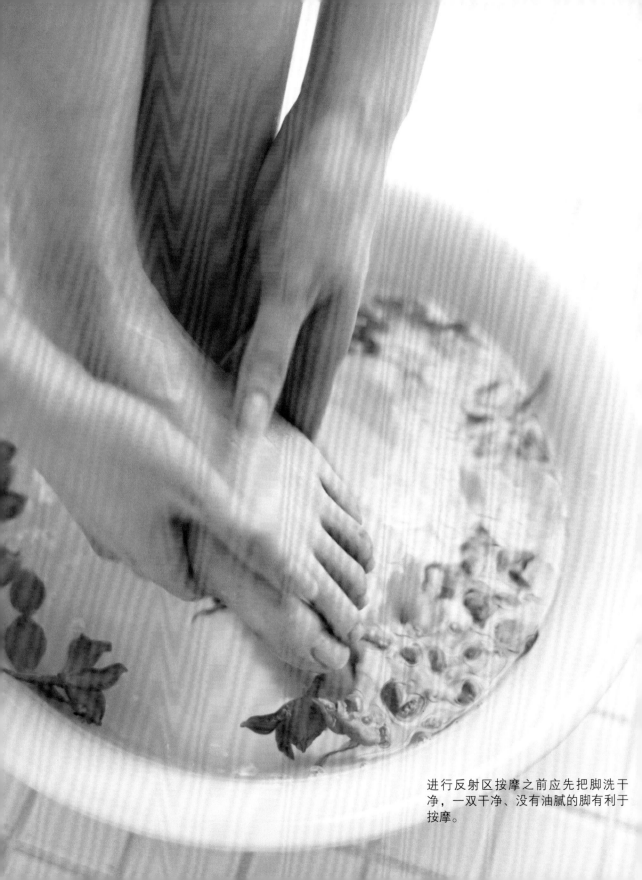

进行反射区按摩之前应先把脚洗干净，一双干净、没有油腻的脚有利于按摩。

要30分钟到1小时的时间。刚开始应用反射区按摩法按摩时，30分钟可能时间太长，您或许会感到双手拇指疲劳，有几种方法可以防止疲劳（见下表）。

治疗疾病

　　全脚按摩结束后，要考虑按摩重点部位，这些部位需要额外按摩。选择这些部位时要考虑您按摩的目的，是不是有某种健康问题？如果有，请参阅"常见病症保健按摩"（见131~153页），对照所列举的反射区或者参考反射区示意图（见16~23页）施以相应的按摩手法。按摩结束时，施以放松按摩。

　　换另一只脚按摩，重复上述步骤。第二只脚按摩结束后，同样进行放松按摩，以舒缓呼吸（见右上方图）。

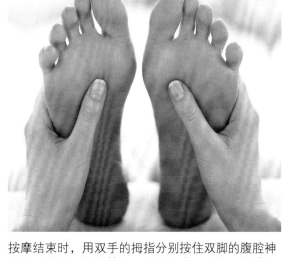

按摩结束时，用双手的拇指分别按住双脚的腹腔神经丛反射区，轻轻按压，同时让病人和您一起进行三次缓慢的深呼吸。

预防疲劳小贴示
时间：如同学习其他任何技能一样，掌握按摩手法也需要时间学习和实践。
姿势：按摩时要调整好姿势，千万不可给自己的身体增加不必要的紧张和压力。
技法：检查按摩操作动作，手法运用得当，手就不容易疲劳。
力量：练习自我按摩手法（见124~129页），帮助增强自己手部的力量。
放松按摩：从专业按摩师那里得到提示，在整个按摩过程中插入放松按摩（见68~73页，98~101页），这样可以让您的手指有机会休息。
换手：按摩时要有规律地换手操作。如果左手感觉累了，就换右手。

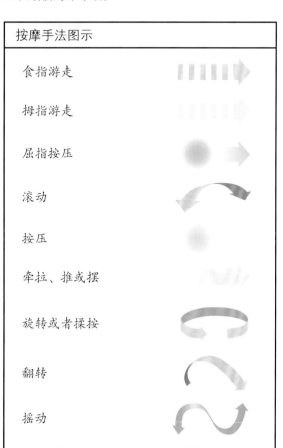

按摩手法图示	
食指游走	
拇指游走	
屈指按压	
滚动	
按压	
牵拉、推或摆	
旋转或者揉按	
翻转	
摇动	

按摩手法

　　反射区按摩法中有四种基本手法，分别用于按摩较大的范围或者按摩具体的部位。像学习其他技能一样，掌握按摩手法也需要练习。前臂和手是练习指法的最佳位置。在练习的过程中，拇指或者其他四指疲劳时，可停下来，换手或者做放松按摩（见68~73页和98~101页）。

拇指游走

　　拇指游走的目的是对手或脚的肌肤表面适度、均匀地施压。掌握这一基本手法须经过一段时间的练习，所以要有耐心。花些时间练好技能，将有助于您和他人的健康。

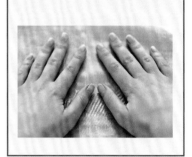

学习小贴士

若拇指的角度合适，拇指游走会更容易一些。将双手放在桌面上，拇指与桌面接触的位置，就是用以按摩的部位。游走拇指时，您可以充分利用其他四指的杠杆力。

练习技巧

　　拇指游走的基本要点是拇指指间关节的弯曲与伸展，其目的是对手、脚施以适度、均匀的压力。

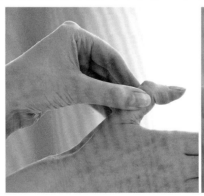

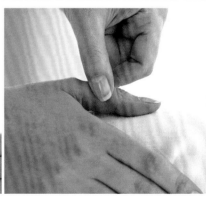

1 首先练习拇指游走。用左手捏住右手拇指指间关节的下面，防止掌指关节运动，然后弯曲、伸展指间关节，重复多次。

2 继续捏住右手拇指，将右手拇指外缘置于腿上，弯曲、伸展多次，轻微向前游走。

操作方法

在脚部或手部进行拇指游走时，可以用一只手握住被按摩的脚或手，使得按摩部位的表面平稳、光滑。

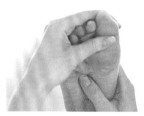

常见错误

练习拇指游走时常犯的一个错误是用力抓住脚，然后开始用拇指反复按压（见上图）。这种做法极易使拇指疲劳。按摩时，要注意在按摩的手和被按摩的脚之间保持一定的空间，手不能完全压在脚上。保持拇指一直向前游走而不能向后移动。按摩时使拇指稍微弯曲，防止其伸展过度。

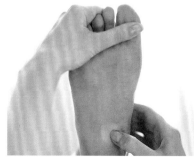

1 用左手握住被按摩的脚，使脚掌伸展，将右手拇指放在脚掌上，其他手指放在脚面上。右手腕下垂，形成杠杆力，拇指向前游走，均匀施压。

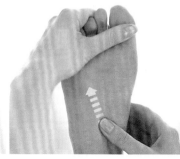

2 弯曲、伸展拇指逐渐缓慢前移。按摩到趾根部时，重新换位，继续如此向前游走。

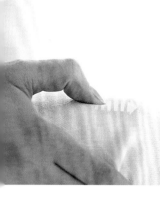

3 移开左手，继续做拇指游走。注意只能通过拇指指间关节的弯曲、伸展使拇指前移，不可直接将拇指向前推进。

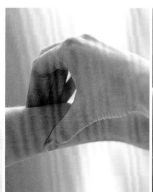

4 如图所示，将右手的拇指和其他四指放在右前臂上，练习手指的杠杆作用。五指共同作用时，可以形成杠杆力，从而对按摩部位施压。

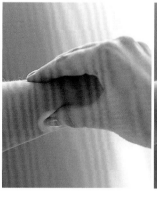

5 将右手腕下垂，使拇指在左手臂上产生压力。此时压力虽然是通过拇指传到左手臂上的，但却是由右手的其他四指、手和前臂共同作用的结果。

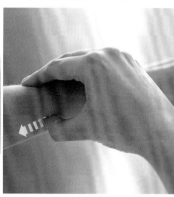

6 每次弯曲、伸展，拇指就会向前移动。继续在前臂上练习，直至您感觉能够适度、均匀地施压为止。

食指游走

　　食指用于对脚面、手背或脚、手侧面进行按摩。食指游走和拇指游走（见62页）一样：食指第一指间关节的弯曲与伸展是动作的关键。

练习技巧

　　与拇指游走一样，食指游走的部位也在指尖。食指通过第一指节的弯曲、伸展向前游走。

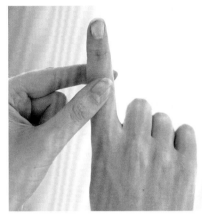

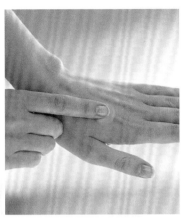

1 左手捏住右手食指第一指节的下方，将食指的第一指节隔离开来（见上图），练习食指第一指节的弯曲、伸展。

2 熟悉了关节的弯曲、伸展动作之后，将右手食指放在左手的手背上。

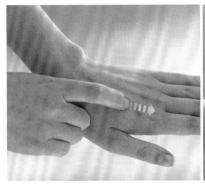

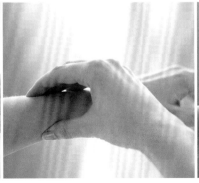

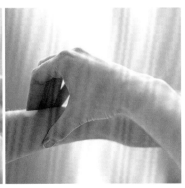

3 将右手食指的指尖放在左手的手背上后，试着弯曲、伸展食指的第一指节，向前游走，如此重复几次。

4 食指游走时，应将拇指和其他四指相对放在手臂两侧，四指在上，拇指在下（见上图），形成杠杆力。

5 抬高手腕，用拇指上顶前臂，用四指下压前臂。注意要靠四指增加压力。保持该姿势，将食指向前游走。

操作方法

　　和拇指游走一样，食指在脚上游走时也需要使脚掌保持稳定。可以用另一只手握住被按摩的脚或手，以保持稳定。

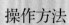

1 用左手握住被按摩脚的脚趾，使其保持竖直的姿势。将右手食指放在脚面上，拇指放在脚掌。

2 将右手的食指从脚面的顶部向中间游走。

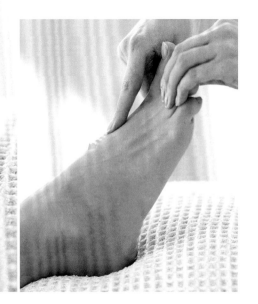

学习小贴士

通常情况下，食指可以像拇指一样向前游走，而不向后或者向两侧移动。

常见错误

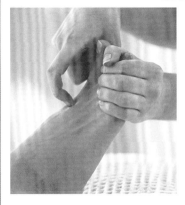

按摩中有时可能会出现问题，这通常与食指第一指间关节的弯曲有关，要尽量避免以下动作：移动整个手而不是食指的第一指间关节；将指甲深陷于皮肤中；食指后退而不是努力向前施压，食指向左右两侧移动。如果碰到这些问题，要仔细阅读讲解说明，检查您的手法是否正确。

中指点揉

　　顾名思义，该手法是将一只手的中指固定在反射区，然后用另一只手旋转被按摩的脚踝或者手腕。关节转动时，按摩手的中指保持不动，以不断旋转被按摩的脚踝或手腕来产生压力。

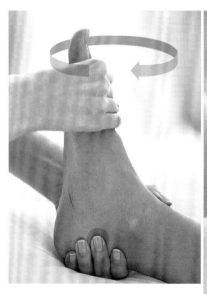

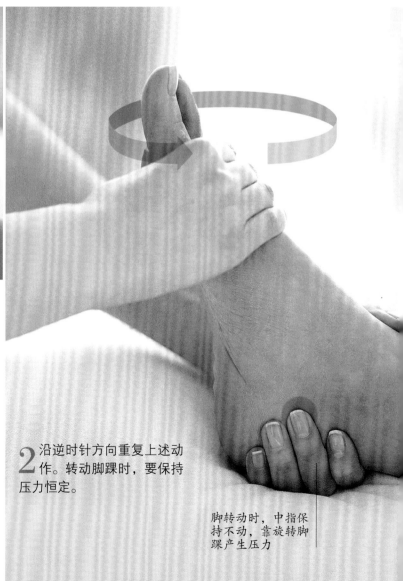

1 用一只手握住脚跟，并且使拇指环绕在脚踝，将中指放在脚踝的内侧。用另一只手握住靠近踇趾根部的踇趾球处，沿顺时针方向将脚旋转360°。旋转的时候，保持压力恒定。注意，压力是由转动的脚踝产生的，而不是用中指直接按压产生的。沿顺时针方向旋转多次。

2 沿逆时针方向重复上述动作。转动脚踝时，要保持压力恒定。

脚转动时，中指保持不动，靠旋转脚踝产生压力

屈指按压

屈指按压用于按摩一个特定的点，而不用于大范围按摩。该手法相对静止，只需用按摩手的拇指弯曲施压即可。

练习技巧

和其他所有的按摩手法一样，屈指按压时杠杆力非常重要。正如拇指游走一样，杠杆力也是由四指和手腕形成的。

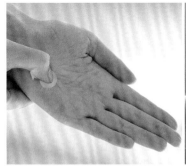

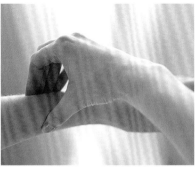

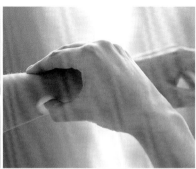

1 将拇指放在另一手掌中，将四指置于手背。弯曲拇指的指间关节，用拇指尖施力按压按摩部位。

2 如图所示，将四指和拇指分别放在前臂的两侧，以产生杠杆力。

3 压低手腕，弯曲拇指，以对手臂产生更大的压力。

操作方法

屈指按压时，要用手握住被按摩的脚，使之保持静止不动。

1 如右图所示，用一只手的拇指和其他四指握住脚掌保持不动，将按摩手的四指放在握脚手的四指之上，环绕按摩区域。

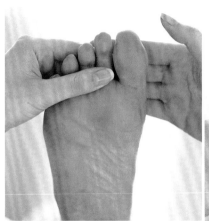

2 将按摩手拇指放在被按摩部位的中心，然后弯曲拇指，以拇指尖用力按压。

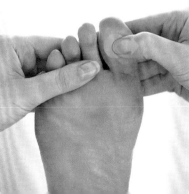

足部放松按摩法

　　放松按摩深受人们喜爱。足部放松按摩的作用是放松脚部，主要用于按摩开始和结束时，还可用于两种手法过渡时。如果病人过于敏感，该法有助于放松脚部，以便适应按摩，因为身心放松者更容易接受按摩。

两侧夹搓

　　该手法将双手置于被按摩脚的两侧，相对用力，来回揉搓，使脚部放松。由于步行时，脚的运动只是抬起落下，而该手法改变了脚的运动方式，所以能使脚部产生特别舒服的感觉。

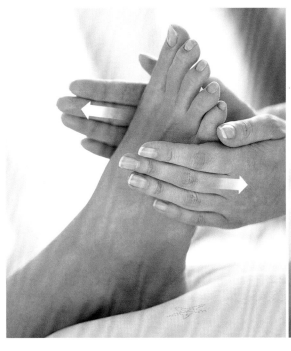 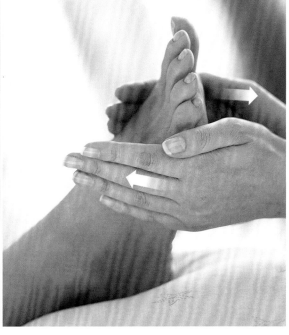

1 如图所示，将双手平行放在脚的两侧。用右手把脚的一侧向外推，用左手把脚的另一侧向内拉。

2 然后，用右手把脚的一侧向内拉，用左手把脚的另一侧向外推。交替变换左右手的运动方向，使脚掌迅速来回运动。

扭动脊柱

　　该手法之所以这样命名，是因为它能够使脚内侧的脊柱反射区得到放松。由于能够紧密接触脚部所有反射区位点，所以这种方式最为舒适。

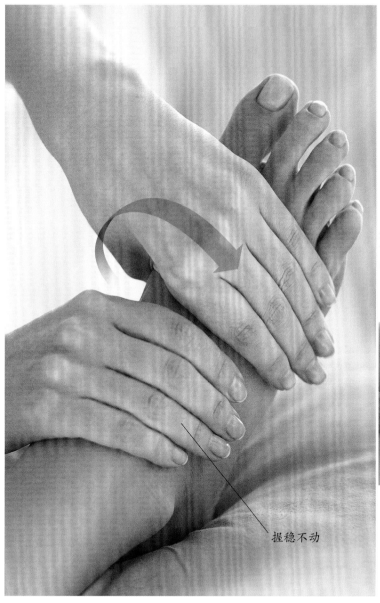

握稳不动

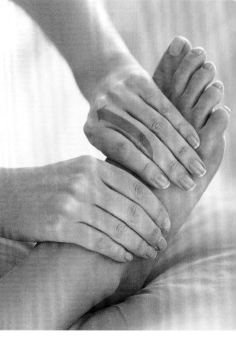

1 两手握住脚内侧，拇指均放在脚底部，用靠近脚趾侧的手扭动脚部，另一只手保持不动。

2 靠近脚趾侧的手换方向转动，同样，离脚踝近的那只手保持不动。按照这个动作，来回向内向外轻轻转动脚部，重复数次。然后，两手向脚踝轻轻移动，重新放置，重复整个动作数次。

按压肺部

　　之所以称该手法为按压肺部，是因为它能使位于前脚掌的肺部反射区得到放松。该手法的精髓在于，两手协调运动时能够做出既平稳又类似波浪形的动作。您可以想象波浪的起伏，一只手握成拳头推脚底，而另一只手交替以轻轻地挤按做回应。

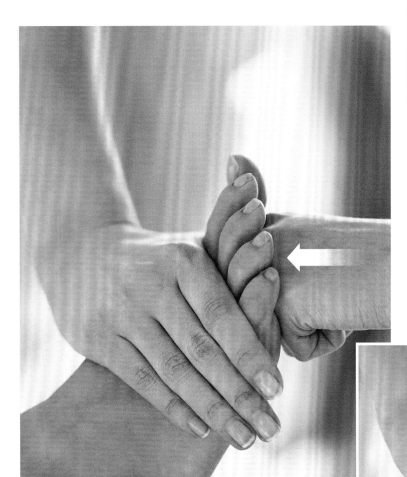

学习小贴士

推脚掌和挤按脚上部时，两手要握紧，动作要轻柔。若蹈趾球明显受到挤压，说明用力太大，此时推和挤按的动作不要同时进行，用拳头接触脚掌时，不要用手的关节顶住脚掌，要用拳头的平面部分接触脚掌。不论是推还是挤按，用力要集中在蹈趾球而不是足弓和脚趾。

1 左手握拳，用拳头的平面部分抵住前脚掌。右手握住脚上部，左手握拳推脚掌。

2 用右手轻轻挤按，有节奏地一边推脚掌，一边挤按脚上部，重复几次。

摇动脚掌

该手法的目的是使跖骨得到运动，作用是使肺部、胸腔、背上部、膈肌反射区得到放松，这些部位均是容易受压紧张的区域。

学习小贴士

两手环形握住脚，改变脚常规的运动方向。注意放在脚面上手指的指甲，不要陷进脚面。如果脚面上有指甲印，说明用力太大。

1 握住蹈趾和第二趾下方的跖骨头部位，将四指和拇指尖放在脚前掌的骨节处，右手将脚向外推，左手则将脚向内拉。

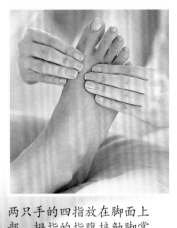

两只手的四指放在脚面上部，拇指的指腹接触脚掌。

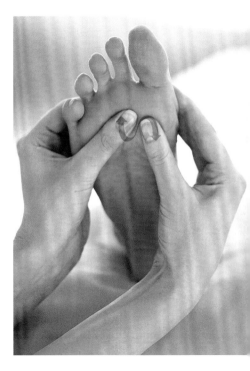

2 交换两手的推拉方向，右手将脚向内拉，而左手向外推，有节奏地重复这个动作数次。再换到位于第二和第三趾下方的骨节部位，用上面的方法继续按摩。依次按摩第三和第四趾下方及第四和第五趾下方的骨节。

旋转脚踝

　　这也是一种放松按摩手法。以360°环形旋转脚踝，可以练习并放松控制脚部运动的主要肌群。该手法也可以活血止痛。

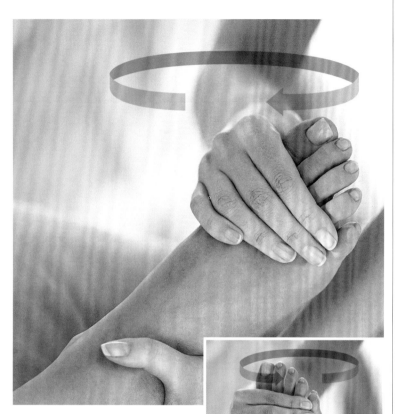

1　一只手握住脚踝不动起支撑作用，另一只手握住脚趾下方，以顺时针方向旋转脚趾360°，重复上述动作数次。

学习小贴士

支撑手的拇指要放在脚踝骨下方，朝靠近自己的方向拉动脚部，另一只手顺势转动脚踝。

2　按照相同的动作沿逆时针方向转动，重复数次。

旋转脚趾

　　该手法可充分运动脚趾肌肉，使脚趾得到放松，同时还可以加强脚趾的力量。

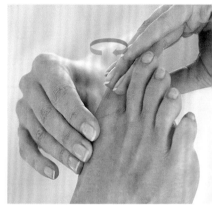

1　一只手紧握脚的上半部分不动起支撑作用，另一只手握住脚的蹞趾沿顺时针方向平缓地转动360°，重复数次。

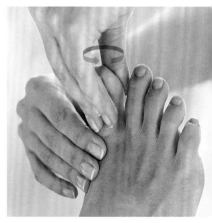

2　沿逆时针方向旋转脚趾，动作要平缓有力；握住脚趾的手可轻轻上提脚趾。再用相同的操作按摩其他脚趾。

牵引

　　该手法的好处在于它可以使脚部整体得到放松，同时还可以缓解走路对脚部造成的压力。

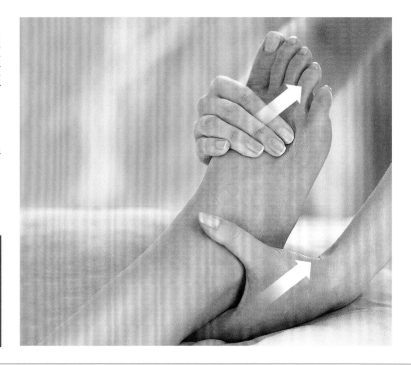

1 如右图所示，握住脚部，渐渐将脚轻柔地向远端拉伸。保持10~15秒后放松。

学习小贴士
一只手握住脚趾下方向远端拉伸，另一只手握住脚踝做支撑，并同时向远端拉伸。

旋转脚掌

　　长时间站立或鞋子不合脚时，脚中部的关节常常会受到挤压，最终会导致整个脚部都受压。旋转脚掌可以消除这种压力。

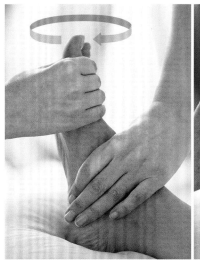
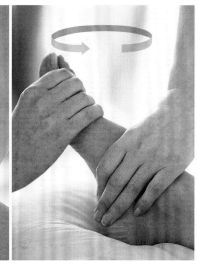

学习小贴士
转动脚部时，握住脚中部做支撑的手可向反方向用力。做支撑的手按住脚踝，而不是按压脚心。

1 一只手握住脚的中部，保持不动；另一只手握住脚趾下方，顺时针转动360°。重复数次。

2 两手姿势不变，换方向逆时针转动360°。重复数次。

足部反射区按摩流程 步骤1

按摩脚趾下端

　　该按摩序列中的许多反射区都与负责身体活动的相应组织器官相关，如头部和大脑负责从外界搜集信息。按摩这些反射区可以刺激或提高相应组织器官的功能。首先，检查脚部并找出按摩时应该避免的区域，然后用下面的放松按摩手法放松脚部。

放松按摩　　两侧夹搓（68页）·扭动脊柱（69页）
　　　　　　按压肺部（70页）·旋转脚趾（72页）

按摩功效
垂体：按摩该反射区可有益于调节内分泌，如生长和新陈代谢。
颈部：按摩该反射区可有效消除颈部紧张。
甲状腺和甲状旁腺：按摩该反射区可有效调节内分泌、新陈代谢、成长激素和血钙水平。
头部和大脑：这是按摩的重要区域。按摩该反射区可控制和协调身体各部位的运动。
鼻旁窦：按摩该反射区可保持窦腔通畅干净。

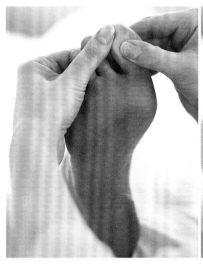

1 用左手握住踇趾不动，将右手拇指放在垂体反射区揉搓。

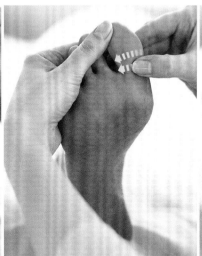

2 用右手拇指在颈部、甲状腺和甲状旁腺反射区横向游走，至少一高一低按摩两遍。

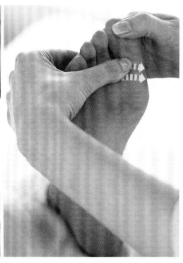

3 两手交换动作，左手拇指朝相反的方向游走，依然保持一高一低按摩两遍。重复数次。

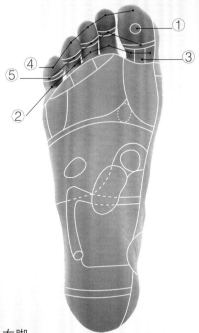

足部反射区示意图

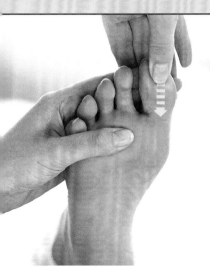

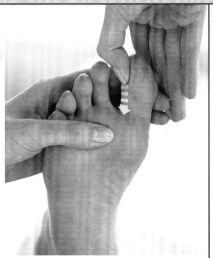

4 按摩头部和大脑、鼻旁窦和颈部反射区时，先用左手握住脚趾做支撑，然后用右手拇指从蹒趾顶端中心向根部进行游走。

5 右手拇指换位，沿蹒趾的侧面游走。

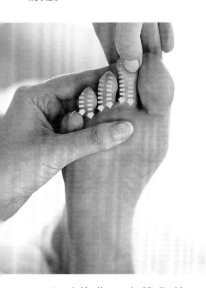

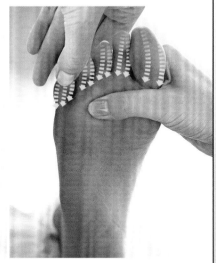

6 左手换位，支撑住第二趾，右手拇指沿着脚趾的中心部位和侧面做拇指游走。用相同的方法按摩第三和第四趾。

7 将上面的方法同样应用到小趾。结束后两手交换姿势，右手支撑住脚趾，左手拇指沿每个脚趾的中心和侧面游走。

右脚

垂体反射区（①）位于左脚和右脚蹒趾中部。脚趾的反射区位与身体相应，颈部反射区（②）位于脚趾根部到近端关节处，每只脚的脚趾都相同，但蹒趾的这个区域和甲状腺、甲状旁腺反射区（③）重叠在一起。

脚趾第一趾节是头部和大脑反射区（④），头部和大脑反射区下面的曲线部位是鼻旁窦反射区（⑤）。

左、右两脚各部位代表的反射区相同，但是右脚对应头部左侧组织器官，而左脚对应头部右侧组织器官。

放松按摩　两侧夹搓（68页）·按压肺部（70页）·旋转脚趾（72页）

步骤2

按摩脚趾根部

　　该按摩序列中的反射区对应身体的部位，从眼、耳和内耳到肩。按摩脚部的这些反射区能够提高身体相应部位的功能，有助于缓解双肩的压力和疼痛。请记住，按摩右脚反射区缓解的是右肩疼痛，而按摩左脚反射区则缓解的是左肩疼痛。

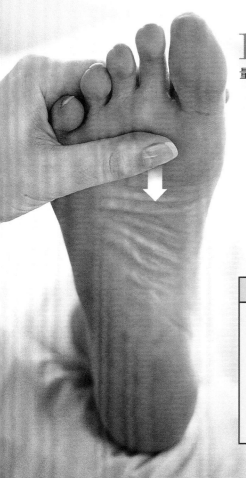

1 用左手握住脚趾下方，拇指向下推按脚底，尽量按准反射区。

学习小贴士

握脚的手不要用力挤压脚部，以免遮盖这些反射区的表面。不要把脚趾向后拉，这样会拉紧皮肤，更不利于按摩这些反射区。

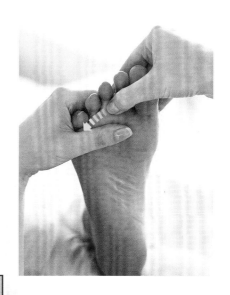

2 用右手拇指沿眼、内耳到耳反射区的方向做拇指游走，然后再在肩上部反射区做拇指游走。

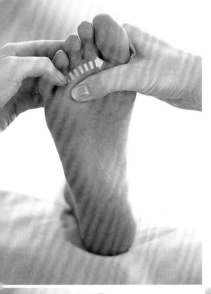

3 变换两手的姿势，用左手沿相反方向，从耳、内耳到眼睛反射区做拇指游走。双向按摩可以保证每个反射区都能够被按压到。

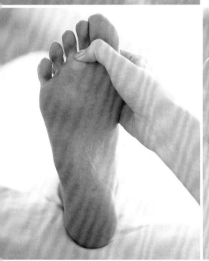

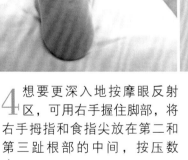

4 想要更深入地按摩眼反射区，可用右手握住脚部，将右手拇指和食指尖放在第二和第三趾根部的中间，按压数次。

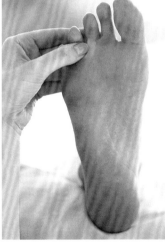

5 想更深入地按摩内耳反射区，可用左手握住脚部，将左手拇指和食指尖放在第三和第四趾根部的中间，按压数次。然后移到位于第四和第五趾间的耳反射区，重复上述动作。

足部反射区示意图

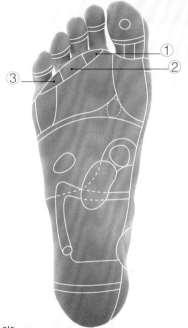

右脚

与视觉、听觉和平衡觉各器官相应的反射区相距很近，它们都在脚趾下方和脚掌的结合处。左脚和右脚上的相同反射区对称，其中，右脚对应头部左侧的组织器官，左脚对应头部右侧的组织器官。

眼反射区（①）正好位于第二和第三趾下方，内耳反射区（②）位于第三和第四趾下方，而耳反射区（③）则在第四和第五趾下方。肩反射区在耳反射区的下面，位于第五趾根部。

放松按摩　两侧夹搓（68页）·按压肺部（70页）·旋转脚趾（72页）

步骤3

按摩脚掌前部

　　该按摩序列中的反射区对应肺部及其他身体器官，它们都与呼吸和体内的氧气运输等有关。位于该部位的反射区还有上背部和肩部。按摩这些反射区可以提高相应组织器官的功能，缓解压力和紧张。

按摩功效
膈肌和腹腔神经丛：按摩该反射区旨在提高肌肉和神经丛的功能。
心脏：按摩该反射区可以促进血液循环。
肺部和胸腔：按摩该反射区可以增强呼吸功能。
背上部和肩部：按摩该反射区可以缓解和治疗身体躯干和肩部的不适。

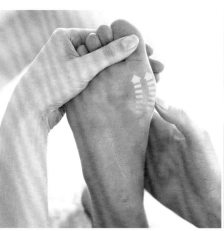 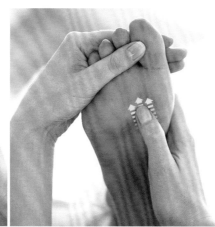 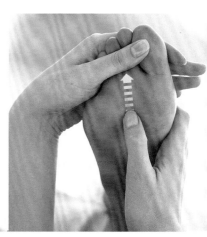

1 左手握住脚趾，用右手拇指从膈肌反射区开始，沿心脏反射区和胸部反射区向上做拇指游走。在这个较大的区域内重复按摩几次。

2 将右手拇指游走到腹腔神经丛反射区，按照上述动作重复按摩这个略小的区域。

3 将右手拇指游走到膈肌反射区的其他部位，肺部、胸部和上背部反射区也做拇指游走。在这些反射区游走数次，然后向上游走至脚掌第二、第三趾之间。

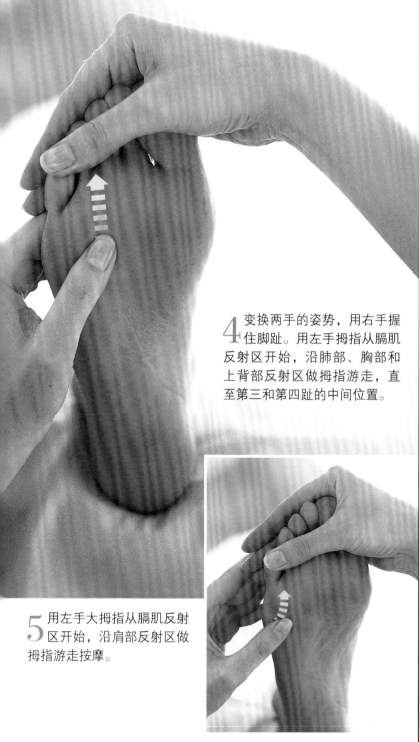

4 变换两手的姿势，用右手握住脚趾。用左手拇指从膈肌反射区开始，沿肺部、胸部和上背部反射区做拇指游走，直至第三和第四趾的中间位置。

5 用左手大拇指从膈肌反射区开始，沿肩部反射区做拇指游走按摩。

放松按摩　两侧夹搓（68页）·按压肺部（70页）·旋转脚趾（72页）

足部反射区示意图

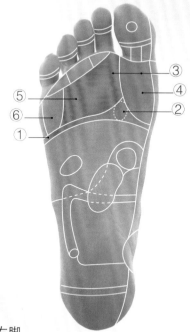

右脚

膈肌反射区（①）位于前脚掌下方的横向弯曲部位。其中一小部分是腹腔神经丛反射区（②）。

胸部和上背部反射区（③）较为宽阔，包含了膈肌反射区以上脚掌前部大部分范围。它还覆盖了心脏反射区（④）和肺部反射区（⑤）。

最后，在脚的小趾下方有肉的部位是肩部反射区（⑥）。

左脚和右脚相同的部位对应相同的反射区，左脚反射区对应身体左侧的组织器官，而右脚反射区则对应身体右侧的组织器官。尽管心脏位于身体左侧，右脚和左脚一样也有一个心脏反射区。

步骤4
按摩足弓上部

　　该按摩序列中的反射区所对应的器官负责分泌体内消化、吸收和排泄所需要的化学物质。此外，肾脏还能够净化血液和体液，其他器官还可以分泌消化酶。为了能更好地指导您自己完成这组按摩动作，可以标出脚中间的腰线和脚前掌踇趾球下面的膈肌反射区。按摩这些部位（如右表所示）可以促进并提高相应器官的功能。

按摩功效
胰腺：按摩该反射区可以调节血糖水平。
肾上腺：按摩该反射区可以调节激素（如肾上腺素）水平。
肾：按摩该反射区可以促进体液的吸收或者排泄。
胃：按摩该反射区可以帮助消化。
肝脏、胆囊和脾脏：按摩该反射区可以调节血液生化物质，如胆汁。

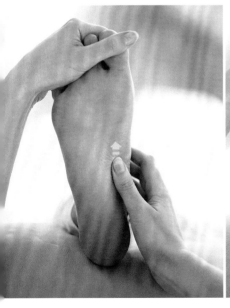

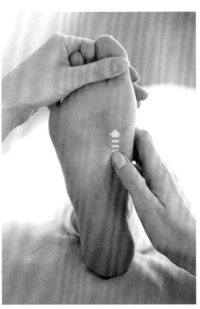

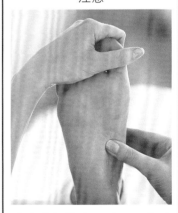

注意

用左手握住脚趾时，不要压迫穿过此部位的筋膜。握住脚趾后，用按摩手拇指轻轻向脚掌前部游走。
注意：当拇指在肌腱上游走时，要减轻压力。

1 左手握住脚趾，用右手拇指在胰腺反射区做拇指游走（在左脚上，胰腺反射区横跨脚底部）。

2 用右手拇指继续向上游走按摩。在跖骨中间部位，您可以找到肾上腺反射区和胃反射区。重复这个动作数次。

足部反射区示意图

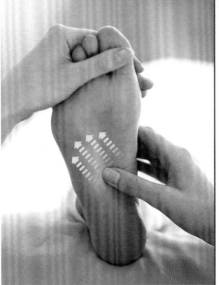

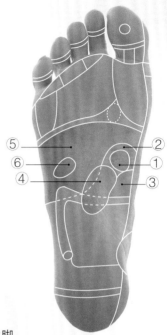

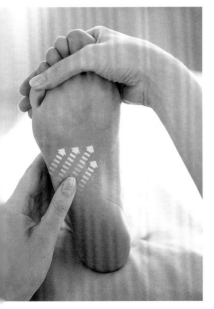

3 将右手拇指在肾脏反射区重复游走。

4 从肾脏反射区开始，用右手拇指斜向外上方游走，穿过肝反射区及胆囊反射区。

5 两手交换位置和姿势。用左手拇指从脚的腰线开始斜向内上方游走，穿过肝脏反射区及胆囊反射区。

右脚

参与消化、吸收和排泄的器官反射区位于足弓，许多反射区互相重叠（如虚线所示）。

肾上腺反射区（①）被胃反射区（②）包围，其下方就是胰腺反射区（③）。靠近这个部位的是形状特殊的肾脏反射区（④）。面积较大的肝脏反射区（⑤）包含了胆囊反射区（⑥）。

特别要注意的是，在左脚和右脚，很多身体相同部位的反射区面积大小不一或对应的位置不同。例如，左脚的胃反射区要比右脚的大很多。除此之外，胆囊反射区只位于右脚，而脾脏反射区只位于左脚（左脚的反射区示意图见17页）。

放松按摩　两侧夹搓（68页）·摇动脚掌（71页）·按压肺部（70页）

步骤5

按摩足弓下部

　　该按摩序列中的反射区与食物的消化、吸收及废物排泄的器官相对应。按摩这些反射区可以促进小肠、回盲瓣和结肠的平稳蠕动。

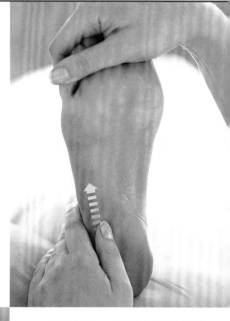

2 继续按摩，从回盲瓣反射区到结肠反射区。右手握住脚趾，用左手拇指从升结肠反射区游走至横结肠反射区。

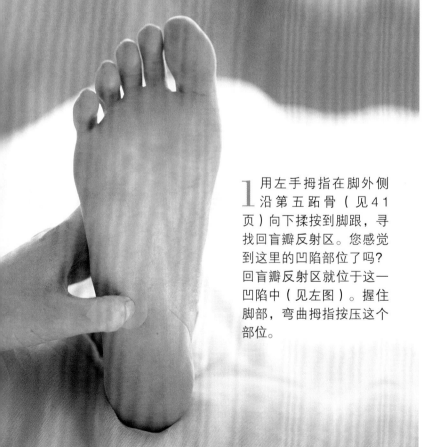

1 用左手拇指在脚外侧沿第五跖骨（见41页）向下揉按到脚跟，寻找回盲瓣反射区。您感觉到这里的凹陷部位了吗？回盲瓣反射区就位于这一凹陷中（见左图）。握住脚部，弯曲拇指按压这个部位。

按摩功效
回盲瓣：这个器官的功能是把没有消化的食物从小肠释放到结肠里去。按摩该反射区可以促进回盲瓣的功能。
结肠：按摩该反射区有助于排便。
小肠：按摩该反射区有助于小肠的消化、吸收功能。

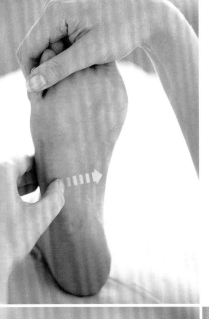

3 将手复位，左手拇指置于脚底中间部位，自左向右做拇指游走。

足部反射区示意图

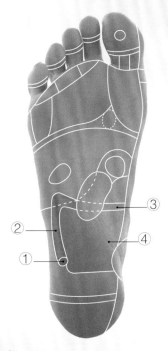

右脚

对应下腹部的反射区位于脚跟上方。

回盲瓣反射区（①）只占脚跟上方很小的区域。结肠反射区从回盲反射区向上［升结肠反射区（②）］然后横跨脚底［横结肠反射区（③）］。小肠反射区（④）被结肠反射区包围。

左脚底部没有对称的回盲瓣反射区。左脚结肠反射区形状与右脚不同，横跨脚底，然后向下（降结肠反射区）环绕左脚底外部（乙状结肠反射区）（具体位置见17页）。

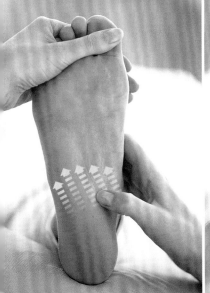

4 交换双手位置，左手握住脚趾，右手拇指自内向外上方穿过小肠反射区游走，触碰到肌腱时减轻按力。

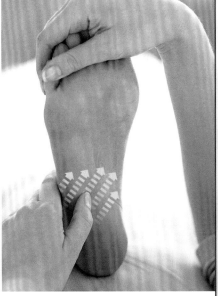

5 交换双手位置，用左手拇指自外向内上方穿过小肠反射区至横结肠反射区游走。

放松按摩　旋转脚趾（72页）·牵引（73页）·旋转脚掌（73页）

步骤6

按摩脚内侧

　　该按摩序列的反射区有覆盖整个脚内侧的脊柱反射区，以及膀胱反射区和女性子宫反射区，男性前列腺反射区。

<table>
<tr><td>按摩功效</td></tr>
<tr><td>子宫/前列腺：按摩该反射区有利于增强女性子宫及男性前列腺的功能。</td></tr>
<tr><td>脊柱：此反射区位于整个脚内侧，与躯干分布对应。按摩该反射区可以促进全身放松，调节神经消除疲劳。</td></tr>
<tr><td>膀胱：此器官的功能是贮存及排泄尿液。按摩该反射区可以增强膀胱的功能。</td></tr>
<tr><td>颈部及脑干：按摩该反射区有利于放松。</td></tr>
</table>

1 找出子宫/前列腺反射区——将右手食指尖置于脚内踝处，把无名指放在脚跟拐角处。将中指指尖拉至食指与无名指的连线上，中指所在的位置就是子宫/前列腺反射区。

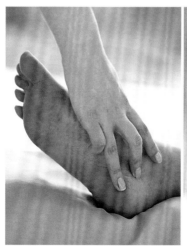

3 再沿逆时针方向旋转数次。

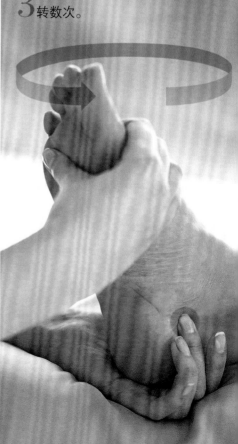

2 左手中指按住子宫/前列腺反射区，手掌握住脚跟不动。右手握住前脚掌，将脚沿顺时针方向旋转360°数次。

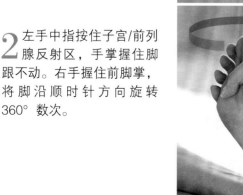

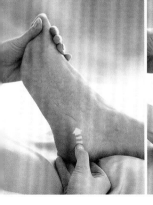

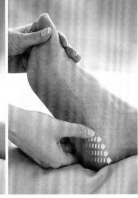

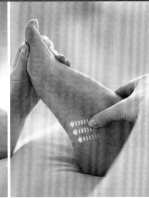

4 用左手固定脚部，用右手拇指在尾骨反射区做游走，重复数次。

5 进一步按摩尾骨反射区，把右手拇指放在脚跟侧面游走数次。

6 把右手拇指放在膀胱及腰背部反射区游走数次。

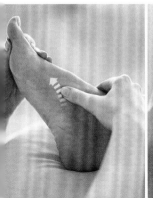

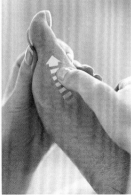

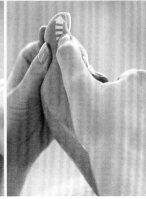

7 把右手拇指置于脚内侧中部，在上背部反射区游走数次。

8 用右手拇指从膈肌反射区向上经过胸椎反射区游走数次。

9 右手拇指自下向上游走踇趾侧面颈部及脑干反射区数次。

足部反射区示意图

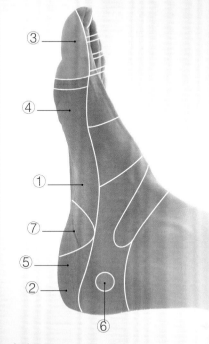

右脚

脚内侧分布着脊柱、生殖器官及膀胱反射区。

整个脚内侧均为脊柱反射区（①），脚跟处为尾骨反射区（②），颈部及脑干反射区（③）位于踇趾内侧，上背部脊柱反射区（④）位于脚底腰线上方，腰背部脊柱反射区（⑤）位于腰线下方，女性子宫反射区及男性前列腺反射区（⑥）同处于踝骨下方一处，膀胱反射区（⑦）处于踝骨下内侧。

左脚反射区与右脚反射区相互对应，左脚反射区对应身体左侧各器官，右脚反射区则对应身体右侧各器官。

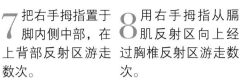

放松按摩　两侧夹搓（68页）·扭动脊柱（69页）·旋转脚掌（73页）

步骤7

按摩脚趾

　　该按摩序列的反射区与咀嚼、转头等肌肉、骨骼运动部位相对应。这些反射区包括了面部、颈部、牙齿、齿龈及颌。根据您自己的情况，将意念集中于脚趾。按摩这些反射区可刺激或加强所对应身体部位的功能并放松神经。

按摩功效
面部及鼻旁窦：按摩该反射区可以放松面部肌肉，增强面部器官的功能。
颈部：按摩该反射区有利于放松紧张的神经。
牙齿、齿龈、颌：按摩该反射区有利于提高咀嚼功能。

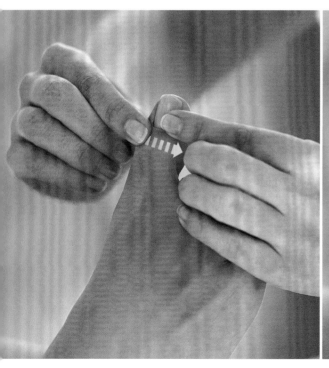 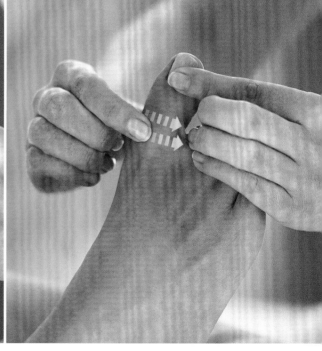

1 用指尖及左手拇指固定跆趾，用右手食指从趾甲下的面部反射区开始环绕游走数次。

2 右手食指在跆趾根处颈部反射区游走数次。

足部反射区示意图

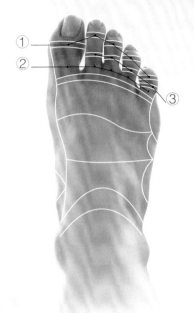

3 左手固定第二趾，右手食指在第二趾的面部、鼻旁窦、颈部、牙齿、齿龈及颌反射区游走。

4 交换双手位置，右手固定第四趾，用左手食指在第四趾的面部、鼻旁窦、颈部、牙齿、齿龈及颌反射区游走。然后在小趾上做同样按摩。

右脚

脚趾可视为面部的一面镜子，鼻旁窦、牙齿、齿龈、颌反射区均在脚趾上。颈部反射区处于脚趾根部。

面部和鼻旁窦反射区（①）是横跨于各脚趾远端趾间关节的一条带区，各脚趾根部为颈部反射区（②）。各脚趾中间趾间关节为牙齿、齿龈及颌反射区（③）。

左脚反射区与右脚反射区相互对应，左脚反射区与身体左侧各器官相对应，右脚反射区则与身体右侧各器官相对应。

放松按摩　旋转脚掌（73页）·旋转脚趾（72页）

步骤8

按摩脚面

　　该按摩序列中的反射区与身体呼吸、泌乳和生殖等功能相关器官相对应。该按摩区域主要覆盖脚面的前半部分，按摩这些反射区，可以使身体上部放松并加强身体上部相应器官的功能。

按摩功效
胸腔及肺部：按摩该反射区有助于预防感冒。
胸部：按摩该反射区有助于乳汁分泌。
上背部：按摩该反射区有助于放松上背部。
腰背部：按摩该反射区可以缓解腰背部的疼痛。
淋巴结：按摩该反射区可以促进淋巴循环并增强免疫力。
腹股沟及输卵管：按摩该反射区有助于加强相应器官的功能。

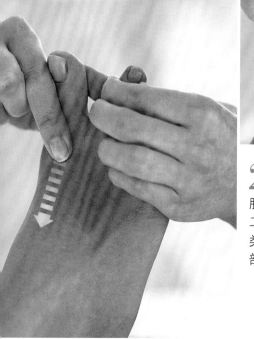

1 左手握脚保持竖直，将踇趾与其他脚趾分开。用右手食指顺着踇趾根向下游走，按摩肺部、胸腔、乳房及上背部反射区的第一部分。按摩时，您会感觉到脚腰线以上有一根长骨。

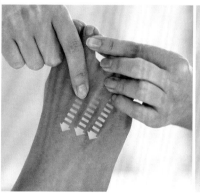

2 将第二趾与第三趾分开，顺着第二趾根向下在肺部、胸腔、乳房及上背部反射区的第二部分做食指游走。然后依此类推，按摩这个反射区的所有部分。

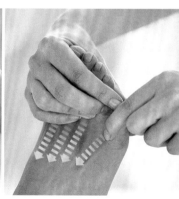

3 交换双手位置和姿势，用右手分开第四、第五趾，用左手按摩该反射区，依次按摩所有部分。

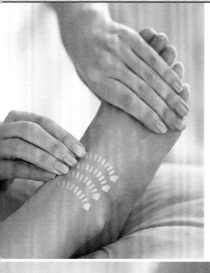

4 左手稳稳握住足部，把右手拇指放在脚部脊柱反射区，其他四指一起在腰部反射区游走。

5 右手握紧足部保持竖直，用左手拇指在输卵管、淋巴结和腹股沟反射区游走。

这个步骤也可由双手拇指同时游走完成。

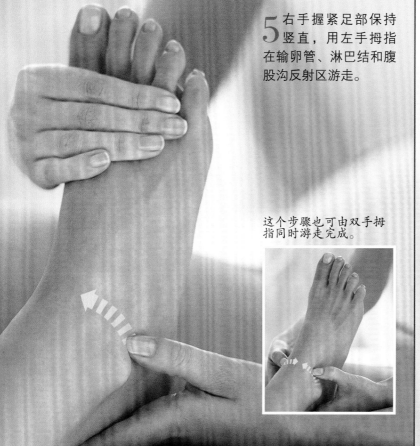

足部反射区示意图

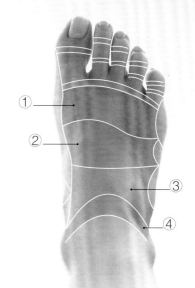

右脚

脚面上有一些重要的水平走向带状反射区。

肺部、胸腔、乳房和上背部反射区（①）在脚上部脚趾以下形成了一条宽宽的带状区域。再往上，水平横过脚面的一块区域是上背部反射区（②），腰背部反射区（③）则是第三条带状反射区。最后，输卵管、淋巴结与腹股沟反射区（④）则呈月牙形环绕于脚踝周围，与脚上部相连。

左脚反射区与右脚反射区相互对应。左脚反射区与身体左侧器官相对应，右脚反射区则与身体右侧器官相对应。

放松按摩　按压肺部（70页）·摇动脚掌（71页）·旋转脚趾（72页）

步骤9

按摩脚外侧

　　该按摩序列中的反射区与身体许多关节、四肢及生殖器官相对应，包括臀部、坐骨神经、膝、腿、臀部、肘关节、女性的卵巢及男性的睾丸。按摩这些反射区可以使这些器官更好地发挥作用。按照以下顺序按摩脚部，使其放松，并平稳结束按摩。按摩完左脚之后，调整呼吸，结束最后的放松按摩。

按摩功效
坐骨神经：此神经贯穿于大腿的后面，按摩该反射区可以缓解相应部位疼痛。
臀部、腿与膝：按摩该反射区可以增强对应部位的灵活性。
臀部与肘关节：按摩该反射区可以缓解相应部位的僵硬。
卵巢/睾丸：按摩该反射区可以提高女性及男性的性器官功能。

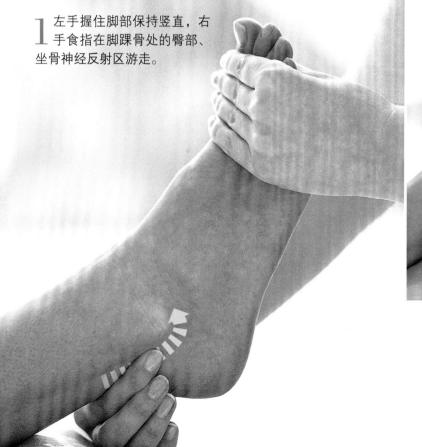

1 左手握住脚部保持竖直，右手食指在脚踝骨处的臀部、坐骨神经反射区游走。

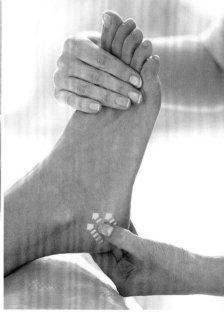

2 换手，以右手稳稳握住脚部，用左手拇指在卵巢/睾丸反射区游走。

足部反射区示意图

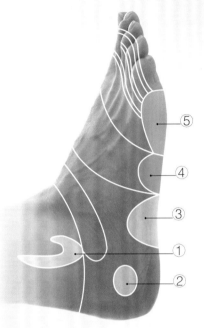

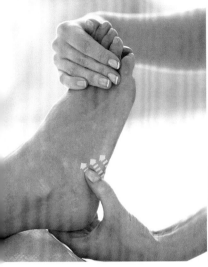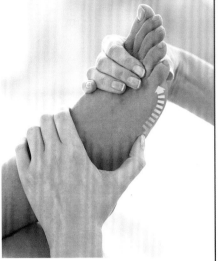

3 用左手拇指在膝和腿反射区游走。

4 变换左手位置，用拇指从膝和腿反射区游走至肘关节和臂部反射区。

放松按摩　两侧夹搓（68页）·扭动脊柱（69页）
按压肺部（70页）·旋转脚踝（72页）

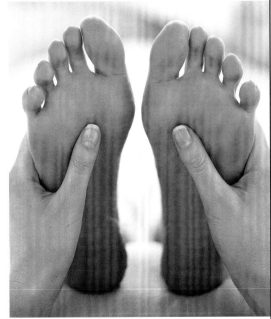

呼吸：把拇指放在双脚腹腔神经丛反射区轻轻按压，同时深呼吸三次。

右脚

在右脚外侧我们可以看到四肢及男、女性生殖器官所对应的反射区。

在脚踝骨下方是臀部和坐骨神经反射区（①），在其不远处则是位于脚跟外侧的女性卵巢或男性睾丸反射区（②）。在脚的边缘我们可以看到半圆形的膝和腿反射区（③），接着往上是肘关节反射区（④）以及位于小趾下肉厚处的臂部反射区（⑤）。

这些反射区在双脚相同位置都能找到。例如，左脚有代表身体左侧的臂和肘关节反射区，右脚则有代表身体右侧相应部位的反射区。

步骤10
按摩左脚

以上您已经完成了右脚按摩，现在该按摩左脚了。下面几页展示了左脚的按摩流程，以及按摩流程概要。当您想按摩脚时，这个概要就可以作为提示。

步骤1	垂体	甲状腺与甲状旁腺	甲状腺与甲状旁腺
按摩脚趾下端			

头部、大脑与颈部	放松按摩　两侧夹搓	按压肺部	旋转脚趾
从小趾到蹈趾逐一按摩每个脚趾的中部和左侧			

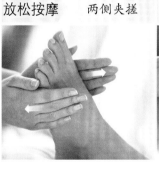
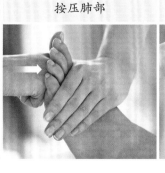
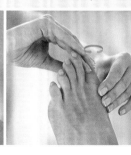

内耳	耳	放松按摩　两侧夹搓	按压肺部

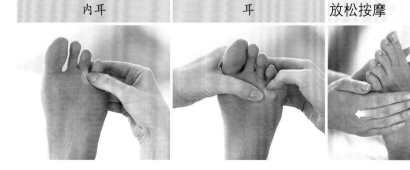
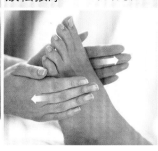
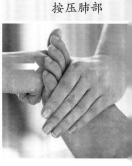

两侧夹搓	扭动脊柱	按压肺部	旋转脚趾
	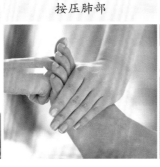		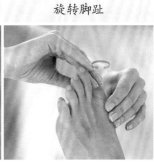

头部、大脑与颈部	头部、大脑与颈部	头部、大脑与颈部	头部、大脑与颈部
	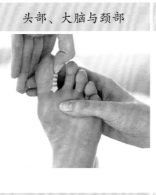	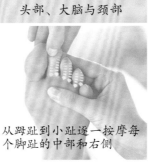	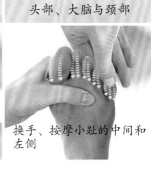
		从蹞趾到小趾逐一按摩每个脚趾的中部和右侧	换手、按摩小趾的中间和左侧

步骤2	眼、耳与内耳	眼、耳与内耳	眼
擎脚趾根部	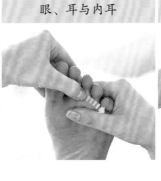	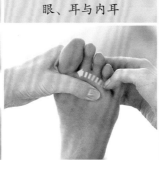	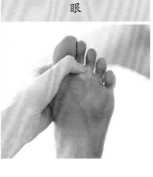

摇动脚掌	步骤3	心脏与胸腔	腹腔神经丛
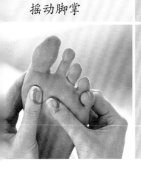	按摩脚掌前部 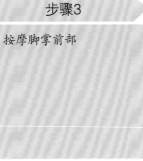	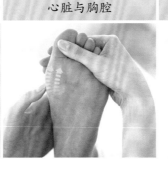	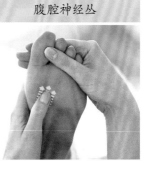

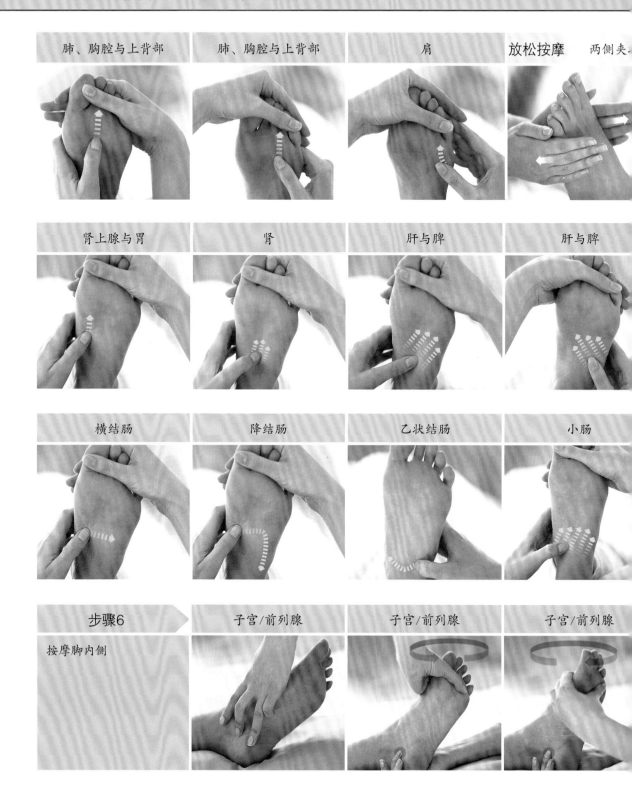

肺、胸腔与上背部	肺、胸腔与上背部	肩	放松按摩　两侧夹

肾上腺与胃	肾	肝与脾	肝与脾

横结肠	降结肠	乙状结肠	小肠

步骤6	子宫/前列腺	子宫/前列腺	子宫/前列腺
按摩脚内侧			

按压肺部	摇动脚掌	步骤4	胰
		按摩足弓上部	

公按摩　两侧夹搓	摇动脚掌	按压肺部	步骤5
			按摩足弓下部

小肠	放松按摩　旋转脚趾	牵引	旋转脚掌

尾骨	尾骨	腰背部与膀胱	中背部

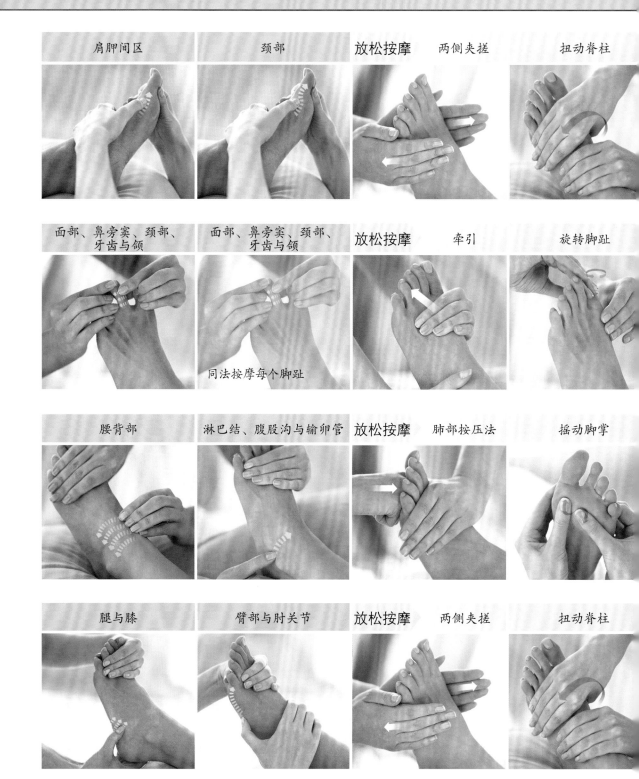

肩胛间区	颈部	放松按摩　　两侧夹搓	扭动脊柱
面部、鼻旁窦、颈部、牙齿与颌	面部、鼻旁窦、颈部、牙齿与颌	放松按摩　　牵引	旋转脚趾
	同法按摩每个脚趾		
腰背部	淋巴结、腹股沟与输卵管	放松按摩　　肺部按压法	摇动脚掌
腿与膝	臂部与肘关节	放松按摩　　两侧夹搓	扭动脊柱

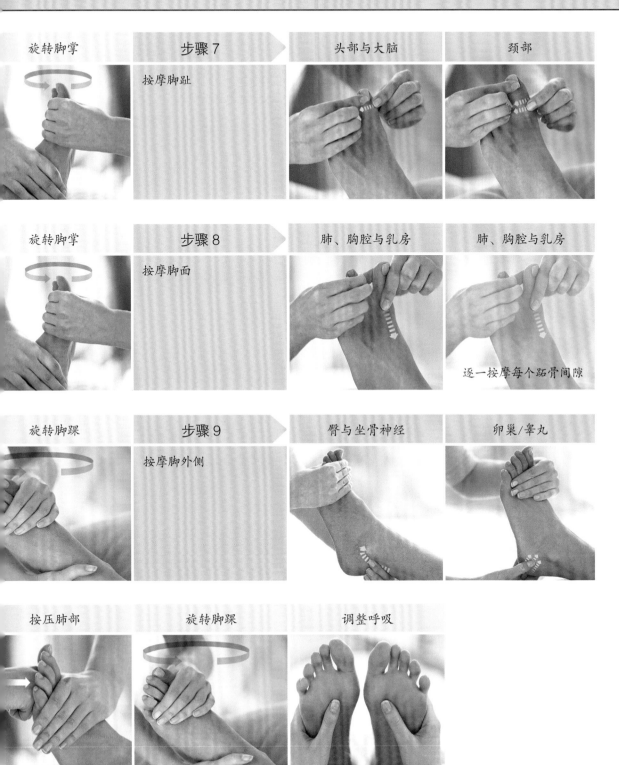

旋转脚掌

步骤7

按摩脚趾

头部与大脑

颈部

旋转脚掌

步骤8

按摩脚面

肺、胸腔与乳房

肺、胸腔与乳房

逐一按摩每个跖骨间隙

旋转脚踝

步骤9

按摩脚外侧

臀与坐骨神经

卵巢/睾丸

按压肺部

旋转脚踝

调整呼吸

手部放松按摩法

　　有一些手部反射区按摩手法，可以使手部充分放松，并增加弹性和拓展活动幅度。像拉伸手指、上压下拉式游走、摇掌及掰掌（见100页）都是整套按摩流程开始、结束及变换按摩手法时的过渡技巧。有些手部放松按摩可以只用拇指游走，这种简单的基本按摩手法在前面已经描述过了（见62～63页）。

> **学习小贴士**
>
> 支撑手和按摩手的角色同按摩脚部时一样。支撑手稳稳握住被按摩的手或手指，以便按摩手操作。
>
> 注意不要过度按摩手部，不要超过手部关节的活动限度。

拉伸手指

　　拉伸手指有"牵引"的效果，是放松手指乃至整个手部的简单易行的手法。在白天工作时，手部极易受累，这种温和的拉伸可以放松关节，减轻疲劳。

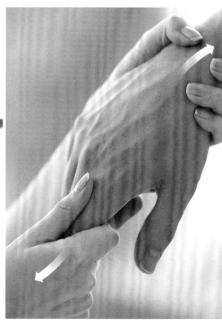

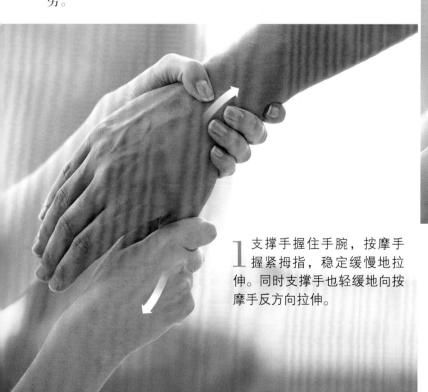

1 支撑手握住手腕，按摩手握紧拇指，稳定缓慢地拉伸。同时支撑手也轻缓地向按摩手反方向拉伸。

2 变换按摩手的位置（见上图），拉伸食指，然后逐一拉伸其他手指。

摆动手指

　　该手法的目的是用不同平常的方式活动手指关节。支撑手稳稳握住手指，而按摩手轻轻左右摆动手指。

1 摆动手指时，支撑手握住拇指靠近手掌的关节（掌指关节），按摩手左右摆动拇指远端的关节（指间关节），握紧拇指远端（见右图），重复数次。

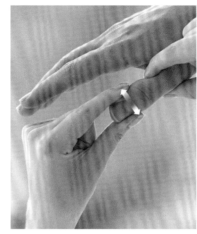
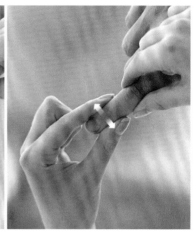

2 摆动食指，然后同样摆动其他手指。

上压下拉式游走

　　该手法能够伸展手指。用一只手稳稳握住被按摩手的手腕，用另一只手的拇指和其余四指捏住被按摩手指的指端，在做拇指游走的同时，其余四指向反方向拉伸手指。按摩手的手腕要下垂，用力要适中。

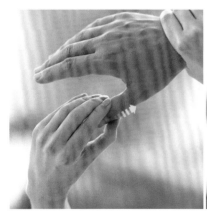
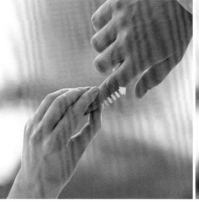
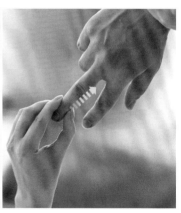

1 如上图所示，伸屈按摩手的拇指在被按摩手的拇指外侧向上游走，同时按摩手的四指向远端拉伸被按摩手的拇指。

2 在食指外侧做上压下拉式游走。重复数次。

3 在其他手指上重复做上压下拉式游走。

摇掌

　　该手法即前后交替有节奏地摇动掌骨。这使手掌更容易放松，更易于接受之后要进行的按摩。

1 如图握住手掌。右手拇指轻推，同时用左手食指轻拉。然后再用左手拇指轻推而右手食指轻拉。重复数次。

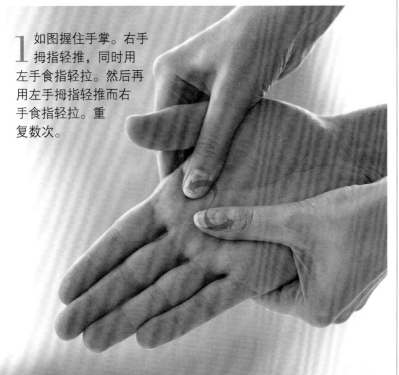

2 在其他掌骨部位（见41页）重复推拉摇动数次。

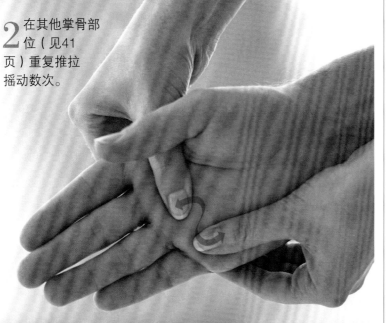

掰掌

　　该手法通过舒展手掌使手部放松。

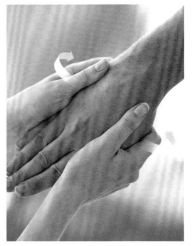

1 如上图握住手掌。按摩手的手腕向外翻转，四指向手掌用力。

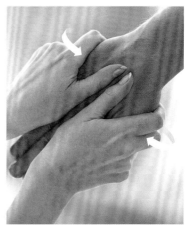

2 再将按摩手的手腕向内翻转，拇指用力按压被按摩手的手背。交替重复这两个动作数次。

翻掌

　　该手法像摇掌一样（见100页），其目的也是活动手部掌骨使其放松。

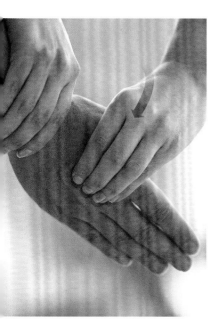

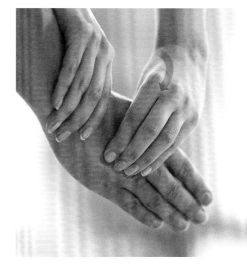

1 稳稳握住手腕（见左图），用按摩手的四指沿被按摩手背面食指掌骨轻压。同时用拇指轻拉以反向翻转手掌，然后放松。重复数次。

2 移到无名指的掌骨上继续做上述轻压、翻转动作，重复数次。然后在其他手指的掌骨上重复数次。

反翻掌

　　该手法提供了另一种活动手部掌骨的方式，可促进手掌的反向活动。

1 如右图握住手腕。将左手拇指放在被按摩手背面的食指掌指关节上，轻轻下按，同时用四指向上拉起被按摩手掌的外侧，然后放松。重复数次。

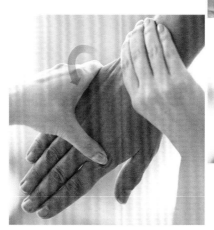

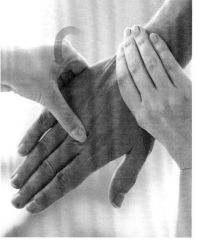

2 在手背每个关节处依次重复上述动作数次。

手部反射区按摩流程步骤1

按摩手指

　　该按摩包括的反射区有大脑、甲状腺、甲状旁腺与垂体，这些反射区对应的器官控制着身体的许多活动。按摩这些反射区可以刺激并提高相应器官的功能。在开始按摩之前，先检查手部是否有受伤的区域以避免触碰，接着进行全套手部按摩前、后的放松按摩。

放松按摩　　拉伸手指（98页）·摆动手指（99页）
　　　　　　上压下拉式游走（99页）·掰掌（100页）

按摩功效
垂体：按摩该反射区有助于调节内分泌，促进生长和新陈代谢。
颈部：按摩该反射区可有效缓解疲劳。
甲状腺与甲状旁腺：按摩该反射区有助于调节内分泌，促进新陈代谢、生长发育，以及提高血钙的含量。
头部与大脑：按摩该反射区可以协调全身的活动，促进大脑的功能。这是整套按摩中非常重要的步骤。
鼻旁窦：按摩该反射区可促进腔内分泌物的排泄。

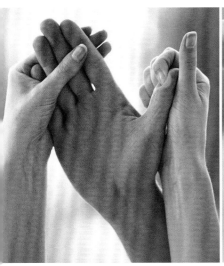

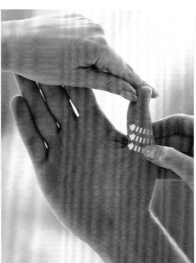

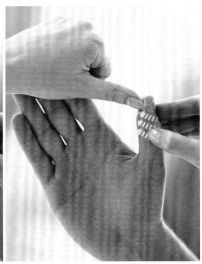

1　按摩垂体反射区时，要用左手稳稳握住被按摩手的四指，用右手食指反复按压被按摩手的拇指中央。

2　用左手稳稳握住被按摩手的拇指，用右手拇指从指根开始，在甲状腺、甲状旁腺及颈部反射区横向游走。

3　用拇指从被按摩手的拇指根逐渐向上游走至指甲下方，以刺激头部、鼻旁窦及大脑反射区。

4 用右手握住被按摩手的四指，用左手拇指依次在颈部、头部、鼻旁窦及大脑反射区横向游走。

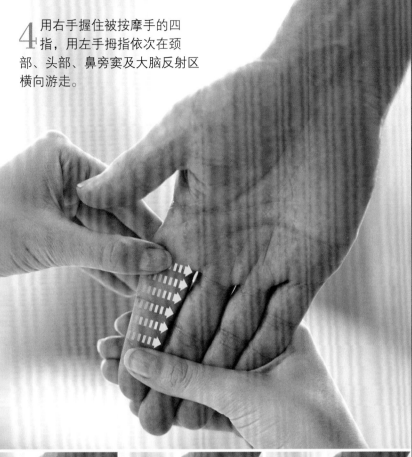

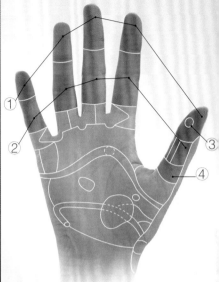

手部反射区示意图

右手

通过按摩手指上的反射区，保持头部和颈部的正常功能。

每根手指指尖都有头部、大脑和鼻旁窦反射区（①）。在此之下，拇指指间关节和四指远端指间关节近掌的指腹为颈部反射区（②）。拇指上还有两个反射区，指腹中央为垂体反射区（③），根部为甲状腺和甲状旁腺反射区（④）。

左手上的反射区与右手完全对应，左手反射区与身体左侧器官相关，而右手反射区则与身体右侧器官相关。

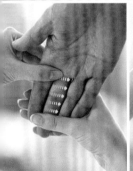

5 以相同方式在中指上横向游走。

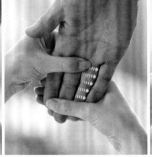

6 在无名指上继续横向游走。

7 最后，在小指上横向游走。

放松按摩　拉伸手指（98页）·摆动手指（99页）
　　　　　上压下拉式游走（99页）·掰掌（100页）

步骤2

按摩拇指与大鱼际

该按摩是用来刺激身体分泌有助于消化、吸收和排泄所需要的多种化学物质的。这些反射区对应的器官也负责血液和体液的净化及食物的消化。按摩这些反射区可以促进相应器官的功能。根据被按摩者的舒适程度调整您按摩的力度。

按摩功效
肾上腺：按摩该反射区有助于控制体内激素的水平，如肾上腺素。
胰：按摩该反射区有助于维持体内血糖水平。
胃：按摩该反射区有助于消化。
上背部：按摩该反射区可以缓解躯体上部的紧张疲劳。
肾：按摩该反射区有助于血液的过滤，促进排泄或重吸收。

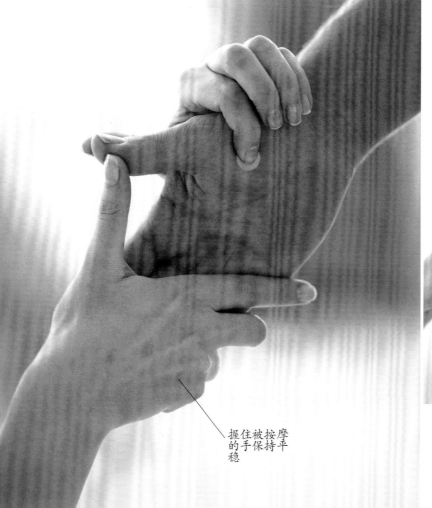

握住被按摩的手保持平稳

1 为了找到肾上腺反射区，首先用右手握住被按摩手的四指及顶开拇指，把左手食指指尖置于其大鱼际中央，即拇指掌骨中央，按压反应敏感处即是肾上腺反射区。以指尖反复按压此部位。

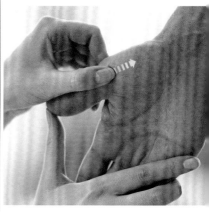

2 用左手拇指在胰反射区游走。

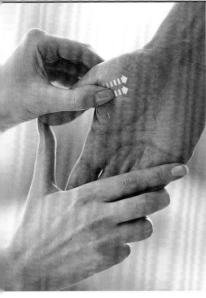
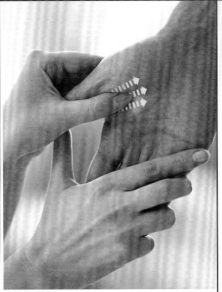

3 用左手拇指在胃反射区游走。

4 按摩上背部及肾反射区时，用左手拇指从大鱼际至掌心游走。

5 仔细按摩肾反射区。用左手拇指和食指相对，捏住大鱼际处的肾反射区并按压，保持数秒。松开后再重复按压。以感觉舒适为宜。

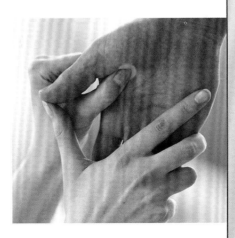

手部反射区示意图

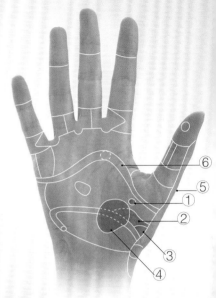

右手

按摩掌心和掌根部大鱼际处的反射区，可以刺激相应的内脏器官和背上部。

肾上腺反射区（①）、胃反射区（②）、胰反射区（③）和肾反射区（④）紧靠在一起——与这些器官在人体内的分布情况类似。上背部反射区（⑤）位于手掌的边缘部位，位于膈肌反射区（⑥）的上方。

左手反射区和右手反射区相对应，不同的是按摩左手作用的是身体左侧的器官，按摩右手作用的是身体右侧的器官。当然，胃和胰腺除外。这两个器官所对应的反射区在右手上的要比左手上的小很多。

放松按摩　拉伸手指（98页）・掰掌（100页）・翻掌（101页）

步骤3
按摩手掌上部

　　该按摩的反射区对应的是身体的上半部分，包括那些为身体提供氧气和血液的器官，以及胸腔和上背部的骨骼、肌肉。眼、内耳及耳反射区也在这一部位，位于肩部反射区的上方。

按摩功效
心：按摩该反射区可以促进心脏功能。
胸腔和肺部：按摩该反射区有助于胸腔和肺部的畅通。
上背部和肩部：按摩该反射区有助于放松上背部和肩部的紧张。
眼：按摩该反射区可以缓解眼痛。
耳：按摩该反射区有助于缓解耳痛和耳鸣。

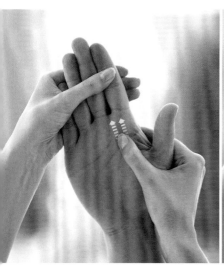

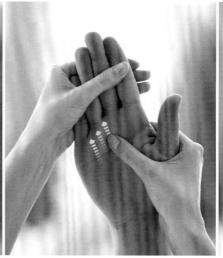

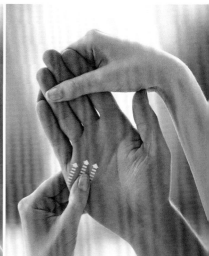

1 用右手拇指在被按摩手拇指根部的心反射区游走。然后从膈肌反射区向胸腔、肺部及上背部反射区游走。

2 用拇指在胸腔、肺部和上背部反射区的其他部分反复游走。

3 交换双手姿势，用右手握住被按摩手的手指，用左手拇指从膈肌反射区开始向肩部反射区游走。

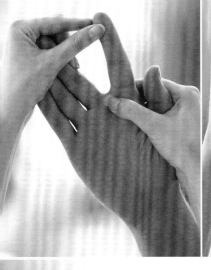
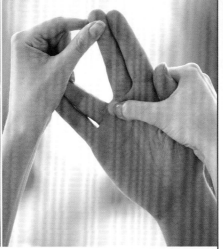

手部反射区示意图

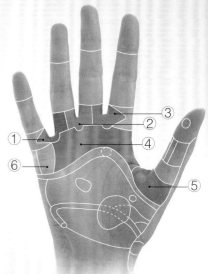

4 按摩眼反射区。用左手将被按摩手的食指和中指分开，用右手拇指和食指轻轻捏按两指间的指蹼，重复数次。

5 用拇指和食指按压内耳反射区；轻轻捏按中指和无名指间的指蹼，重复数次。

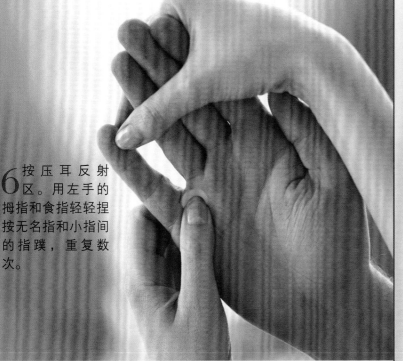

6 按压耳反射区。用左手的拇指和食指轻轻捏按无名指和小指间的指蹼，重复数次。

右手

手掌上部分布着三组反射区：眼和耳反射区，胸腔、肺和心反射区，肩部和上背部反射区。

耳反射区（①）、内耳反射区（②）和眼反射区（③）分别分布在小指和无名指，中指和无名指，食指和中指之间的指蹼上。胸腔、肺和上背部反射区（④）呈带状分布于手掌上部。在手部反射区示意图上这三个反射区标注于同一位置，但实际上，正如上背部位于肺的后面一样，上背部反射区也"藏"在胸腔和肺反射区的"后面"。心反射区（⑤）位于拇指根部，而肩部反射区（⑥）位于小指根部。

左手的反射区分布和右手正好对称。左手对应的是身体左侧的器官，而右手对应的是身体右侧的器官。

放松按摩　摇掌（100页）·掰掌（100页）·翻掌（101页）

步骤4

按摩掌心和掌根

　　该按摩中的反射区对应的是与食物消化和排泄有关的器官，如肝、胆囊、大肠和小肠。该部位还包括了位于小指下面的臂部反射区。

按摩功效
肝和胆囊：按摩该反射区有助于调节血液中化学物质的含量及胆汁排泄等。
臂部：按摩该反射区可明显缓解四肢僵硬。
大肠：按摩该反射区有助于排便。
小肠：按摩该反射区有助于消化、吸收。

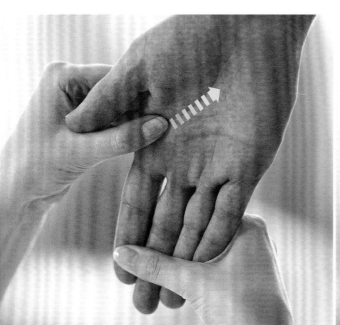 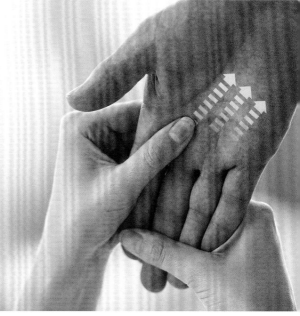

1 按摩肝和胆囊反射区时，用右手托住被按摩的手，用左手拇指从膈肌反射区开始游走。

2 左手拇指换位继续在肝脏和胆囊反射区游走。

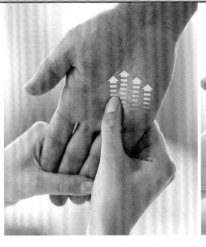

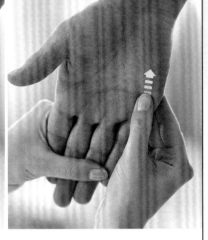

3 变换两手姿势，用左手握住被按摩手的四指，用右手拇指继续在肝及胆囊反射区游走。

4 用右手拇指和食指捏住被按摩手掌边缘的臂部反射区并向上游走。重复多次。

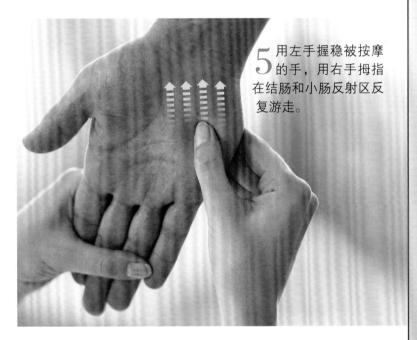

5 用左手握稳被按摩的手，用右手拇指在结肠和小肠反射区反复游走。

放松按摩　拉伸手指（98页）·掰掌（100页）·翻掌（101页）

手部反射区示意图

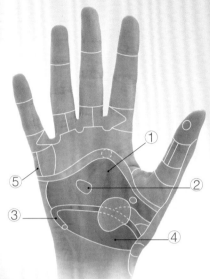

右手

按摩掌心和掌根的反射区可以刺激消化器官。

较大的肝反射区（①）贯穿手掌，将胆囊反射区（②）包围，结肠反射区（③）穿过掌根与小肠反射区（④）相邻。臂部反射区（⑤）正好位于小指下方的手掌部位。

通常，左、右手反射区恰好相互对应。但是胆囊和肝脏反射区只存在于右手，而左手上脾反射区的位置刚好和右手胆囊反射区相对应。结肠不同部位的反射区在手、脚上的位置是相对应的（见83页）。

步骤5

按摩拇指外侧缘和指背

　　该按摩不仅有助于放松背肌，还可以减轻相关疼痛。按摩拇指边缘的脊柱反射区及其他四指和拇指顶部的反射区可以治疗脊柱、头部、鼻旁窦、颈部、牙齿、齿龈和下颌相关部位的疼痛。

1　按摩脊柱反射区：用左手将被按摩手掌握直，并用拇指顶着被按摩手的拇指，用右手拇指从尾骨反射区开始沿着手掌拇指侧的边缘游走，一直穿过脊柱反射区的中间部位。重复数次。

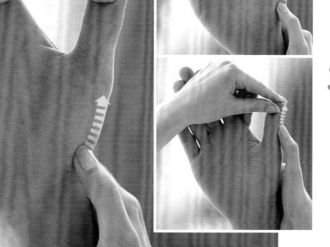

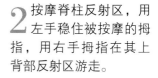

2　按摩脊柱反射区，用左手稳住被按摩的拇指，用右手拇指在其上背部反射区游走。

3　用右手拇指在颈部反射区游走。

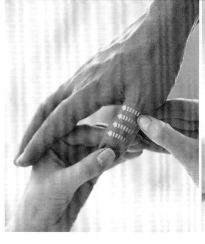

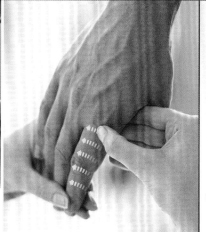

4 按摩头、大脑、鼻旁窦、颈部、牙齿、齿龈和颌反射区。首先用左手握住被按摩手的拇指，用右手在其背面横向游走。

5 用左手握住被按摩手的四指，用右手拇指在食指上相应的反射区位游走。重复数次。

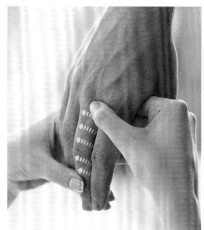

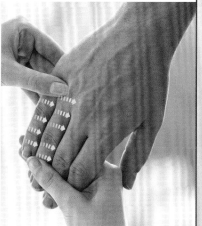

6 握住被按摩的手指，用拇指在中指上的头部、大脑、鼻旁窦、颈部、牙齿、齿龈和颌反射区游走。

7 换手在无名指上的头部、大脑、鼻旁窦、颈部、牙齿、齿龈和颌反射区游走。最后在小指上重复上述动作。

放松按摩　摇掌（100页）·掰掌（100页）·翻掌（101页）

手部反射区示意图

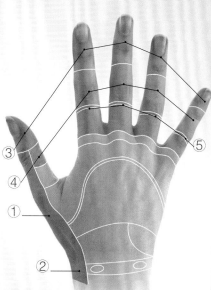

右手

四指尖部和拇指边缘的反射区对应的是面部及头部的组织器官。

像脊柱穿过背部的结构一样，脊柱反射区（①）也穿过拇指掌侧。尾骨反射区（②）位于掌根，靠近手腕。头部、大脑和鼻旁窦反射区（③）位于每指的第一指节，再往下的部位是颈部反射区（④）。最后狭窄的牙齿、齿龈和颌反射区（⑤）位于四指的第三指节。

左、右手的反射区相互对应，左手和身体左侧器官相关，右手和身体右侧器官相关。

步骤6

按摩手背

　　该按摩的反射区对应的是与呼吸、泌乳和心脏及躯体上部相关的组织器官，右手上部对应于躯体右侧组织器官的反射区：肺部、胸腔、乳房、腰背部、淋巴结、腹股沟、膝、腿、卵巢或者睾丸。按摩这些反射区可以刺激并提高相应器官的功能。

按摩功效
胸腔和肺：按摩该反射区可使胸腔舒畅，呼吸道畅通。
胸部：按摩该反射区有助于调节哺乳期妇女泌乳。
上背部及腰背部：按摩这些反射区可以缓解背部的疼痛。
淋巴结、输卵管及腹股沟：这些反射区反应敏感。
卵巢/睾丸：按摩该反射区可提高女/男性器官的功能。
子宫/前列腺：按摩该反射区可以提高女性子宫/男性前列腺的功能。

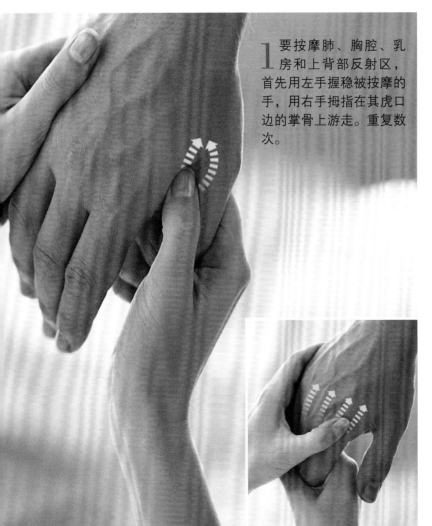

1 要按摩肺、胸腔、乳房和上背部反射区，首先用左手握稳被按摩的手，用右手拇指在其虎口边的掌骨上游走。重复数次。

2 换手，用右手稳稳握住被按摩的手，用左手在被按摩手的手背上依次游走于其他掌骨间。

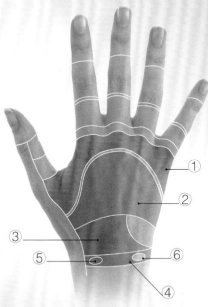

手部反射区示意图

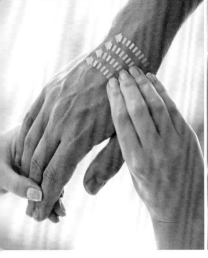

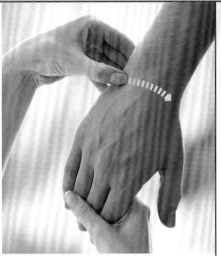

3 用右手四指在腰背部反射区游走。重复数次。

4 换手，用左手拇指在淋巴结、输卵管及腹股沟反射区游走。重复数次。

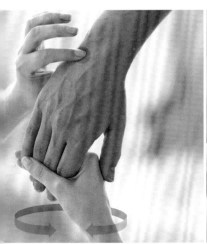

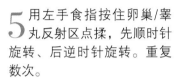

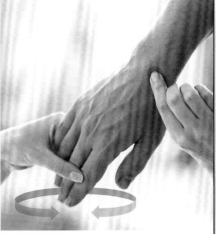

5 用左手食指按住卵巢/睾丸反射区点揉，先顺时针旋转、后逆时针旋转。重复数次。

6 换手，用右手食指按住子宫/前列腺反射区点揉，先顺时针旋转、后逆时针旋转。重复数次。

右手

手背分布有大片反射区，最靠近手指的是上背部、肺、胸腔、乳房反射区（①）。虽然都标注在一个反射区，但上背部反射区实际位于其他反射区的上方——正如背位于身体表面而肺位于内部一样。手背上还有一个上背部反射区（②），靠近手腕的是腰背部反射区（③）。

腕部的狭窄区域是淋巴结、输卵管及腹股沟反射区（④）。在这个反射区中，包含有睾丸（男性）/卵巢（女性）反射区（⑥），以及前列腺（男性）/子宫（女性）反射区（⑤）。

左手背和右手背反射区完全相同，右手背反射区对应身体的右侧，左手背反射区对应身体的左侧。

放松按摩　拉伸手指（98页）·掰掌（100页）·翻掌（101页）

步骤7
按摩左手

　　右手按摩完毕后，继而按摩左手。以下讲述按摩左手的流程及操作要点。对前面已经讲述的手部按摩流程在此仅以图示意。

放松按摩

开始之前，检查手有无伤口及擦伤，以便按摩时避开。

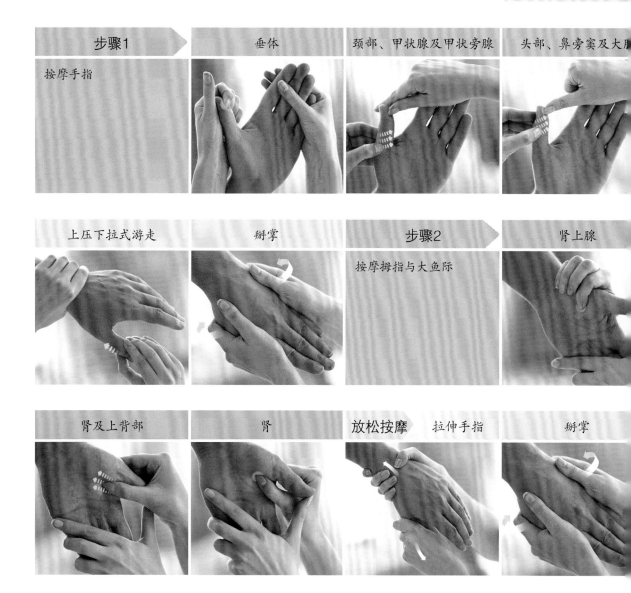

步骤1　按摩手指

垂体

颈部、甲状腺及甲状旁腺

头部、鼻旁窦及大脑

上压下拉式游走

掰掌

步骤2　按摩拇指与大鱼际

肾上腺

肾及上背部

肾

放松按摩　拉伸手指

掰掌

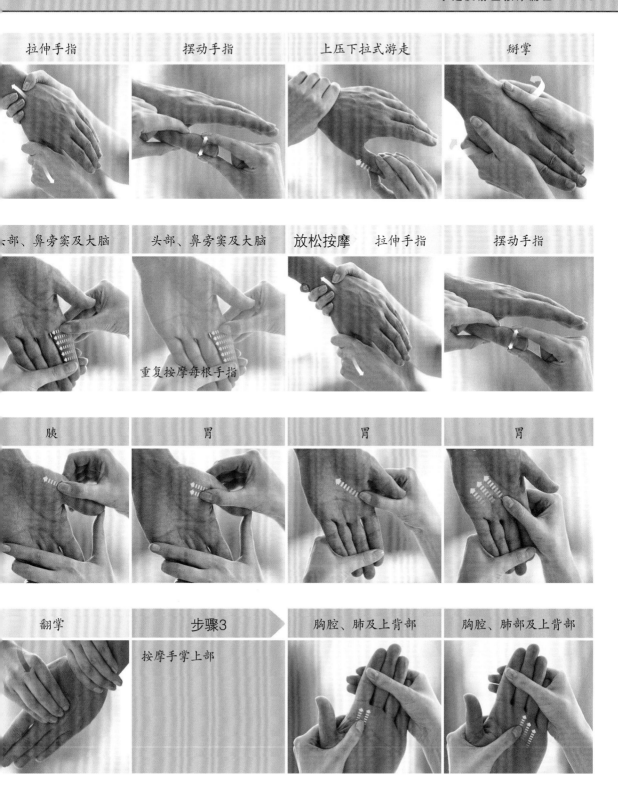

拉伸手指　　摆动手指　　上压下拉式游走　　掰掌

头部、鼻旁窦及大脑　　头部、鼻旁窦及大脑　　放松按摩　拉伸手指　　摆动手指

重复按摩每根手指

胰　　胃　　胃　　胃

翻掌　　步骤3　　胸腔、肺及上背部　　胸腔、肺部及上背部

按摩手掌上部

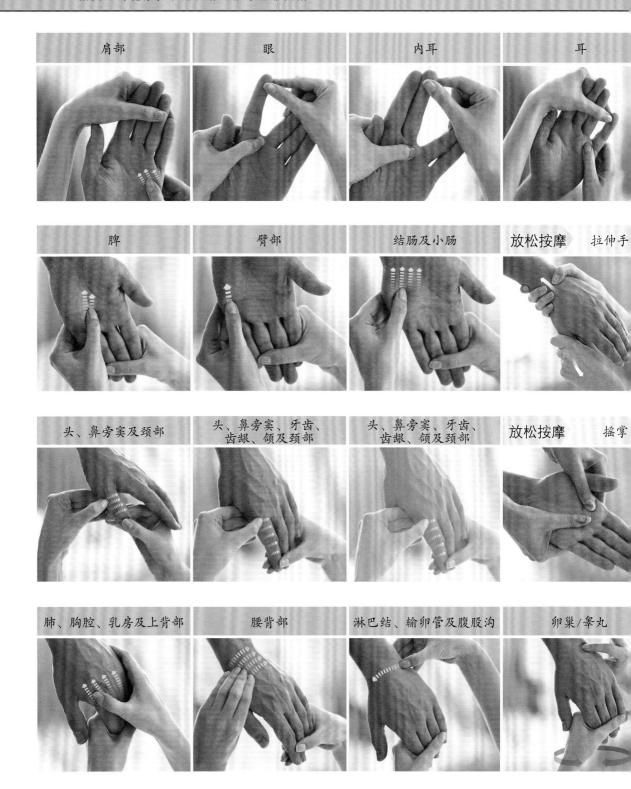

| 肩部 | 眼 | 内耳 | 耳 |

| 脾 | 臂部 | 结肠及小肠 | 放松按摩   拉伸手 |

| 头、鼻旁窦及颈部 | 头、鼻旁窦、牙齿、齿龈、颌及颈部 | 头、鼻旁窦、牙齿、齿龈、颌及颈部 | 放松按摩   摇掌 |

| 肺、胸腔、乳房及上背部 | 腰背部 | 淋巴结、输卵管及腹股沟 | 卵巢/睾丸 |

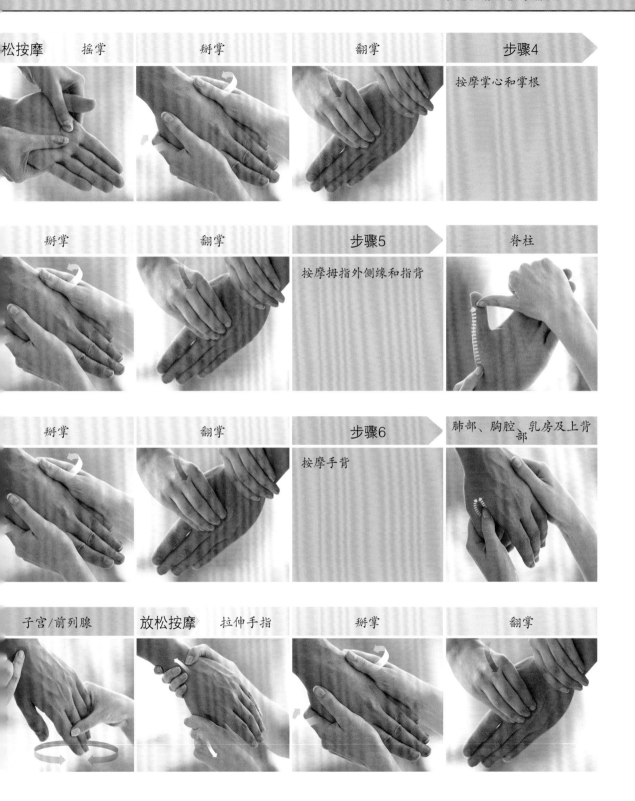

松按摩　　摇掌　　　　　掰掌　　　　　　　翻掌　　　　　　　步骤4

按摩掌心和掌根

掰掌　　　　　　　翻掌　　　　　　　步骤5　　　　　　　脊柱

按摩拇指外侧缘和指背

掰掌　　　　　　　翻掌　　　　　　　步骤6　　　　　　　肺部、胸腔、乳房及上背部

按摩手背

子宫/前列腺　　　放松按摩　　拉伸手指　　　　掰掌　　　　　　　翻掌

特殊人群按摩法

在反射区按摩中，有一些人是需要特别对待的，按摩流程也需要做一些相应的改变，如婴儿、儿童、孕妇及老年人。一般，我们要循序渐进，逐渐增加按摩时间与力度。在全套按摩结束时，按摩肾脏反射区以促进排毒。

婴儿

轻度按摩对婴儿大有帮助，为婴儿的小手、小脚按摩，最重要的就是动作要轻柔。按摩通常用于睡眠不佳、腹痛及腹泻婴儿。

> **要点提示**
>
> 动作要轻柔。
>
> 按摩一个或两个反射区。
>
> 按摩力度要小。

儿童

反射区按摩可以增加您和儿童之间的亲密接触，共享天伦之乐，不仅有助于放松心情，同时还可以发现孩子身上跌倒和碰撞后留下的"紫块"——这些儿童通常是不会说出来的。下面是适用于儿童的反射区按摩手法。首先按摩右脚，然后是左脚；也可以按摩手。

> **要点提示**
>
> 不要指望能给儿童做一套反射区按摩，儿童注意力集中的时间很短。
>
> 把按摩变成做游戏，如当按摩脚趾时，可一边按摩，一边唱童谣。
>
> 儿童具有很强的模仿能力，如果您做自我按摩，您的孩子也会做。
>
> 动作要轻柔，当孩子把脚缩回去的时候，说明您用力过大。

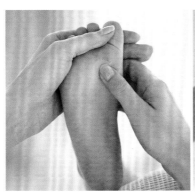

1 用左手稳稳握住脚部，右手拇指轻压腹腔神经丛反射区。这可以缓解儿童的紧张情绪。

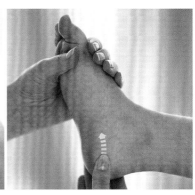

2 接着，用拇指从尾骨反射区向上游走，重复数次，以减少儿童经常摔倒的情况。

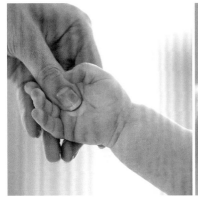

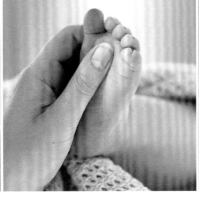

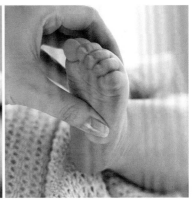

1 要想使婴儿平静下来，可以用您的拇指轻轻按压婴儿的腹腔神经丛反射区。在另一只手上重复数次。

2 用您的拇指轻轻按压位于脚底拇指球部位的食管反射区，可以缓解腹痛。在另一只脚上重复数次。

3 用您的拇指轻轻按压结肠反射区，可以治疗腹泻。在另一只脚上重复数次。

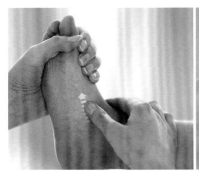

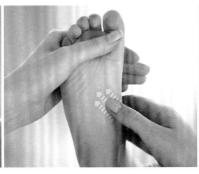

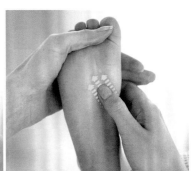

3 用拇指继续在脊柱反射区向上游走数次，以进一步缓解症状。

4 接着用拇指反复在胰腺反射区游走，以增强胰腺的功能。

5 然后，用拇指在肾上腺反射区游走。

6 用中指点揉子宫/前列腺反射区。

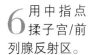

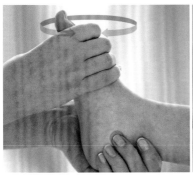

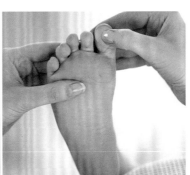

7 用拇指在垂体反射区屈指按压，以刺激"腺中之主"。

孕妇

　　随时随地都要关注孕妇的变化。按摩时要确定一个目标：是放松紧张情绪，还是减轻腰部疼痛，或者是缓解脚、手、身体的肿胀。首先按摩右脚反射区，然后是左脚。图中所展示的是足部反射区按摩程序，不过如果您愿意按摩手部反射区，也可以达到相同的效果。

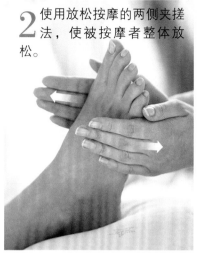

2 使用放松按摩的两侧夹搓法，使被按摩者整体放松。

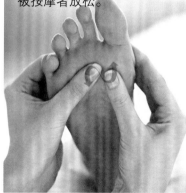

3 接着，使用放松按摩的摇动脚掌法，以进一步帮助被按摩者放松。

注意

怀孕前三个月的妇女使用反射区按摩法是否安全，依然是业内人士争论的问题。我们认为反射区按摩法对孕妇有益，但按摩时要注意以下事项：

·循序渐进，每次按摩时间要短，力度要轻。
·不要长时间反复按摩同一个反射区。
·务必按摩肾脏反射区。
·如孕妇感觉不适，及时咨询医生。

放松紧张情绪

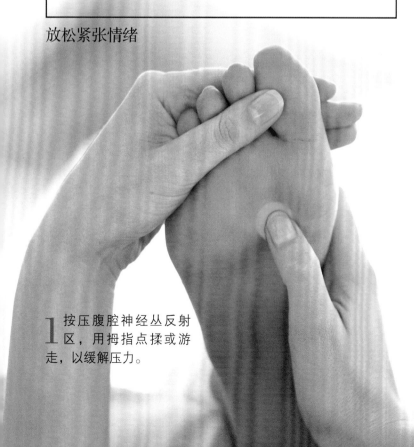

1 按压腹腔神经丛反射区，用拇指点揉或游走，以缓解压力。

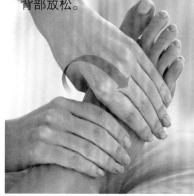

4 最后，使用放松按摩的扭动脊柱法，以使被按摩者背部放松。

减轻腰部疼痛

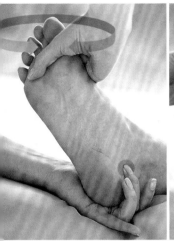

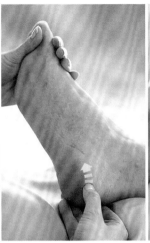

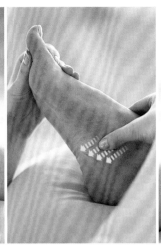

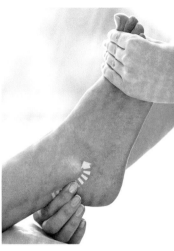

1 用中指点揉子宫反射区，以缓解压力。

2 然后用拇指在尾骨反射区反复游走。

3 用拇指在膀胱及腰背部反射区反复游走，以促进相应部位放松。

4 最后，用手沿着臀部及坐骨神经反射区游走。

缓解肿胀

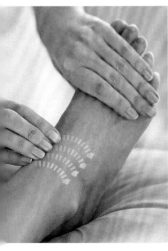

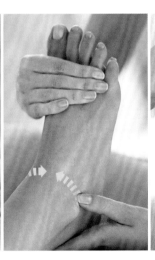

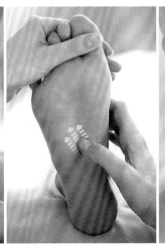

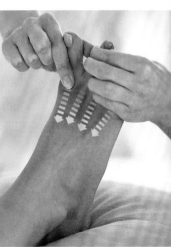

1 用四指在腰背部反射区横向游走，以缓解肿胀。

2 用拇指在淋巴结反射区游走，以促进淋巴循环。

3 在肾脏反射区游走，以促进排泄。

4 用手指沿胸腔及乳房反射区向下游走，以促进身体上部淋巴的循环。

老年人

　　许多老年人为提高生活质量，对反射区按摩疗法乐此不疲。老年人都希望通过反射区按摩来解决活动不便、尿失禁及关节疼痛的病症（见"关节炎与风湿病"，142页）。这里介绍的按摩方法可满足某种特殊要求，也可以综合使用以治疗多种身体不适。首先按摩右脚反射区，然后再按摩左脚反射区，您也可以选择先按摩手部相应的反射区。

> **注意**
> 不要过度使用放松按摩手法，以免超出关节活动范围，按摩时把舒适作为第一目标。记住循序渐进，并在全套按摩后的放松按摩之前，反复按摩肾反射区。

增加关节灵活性

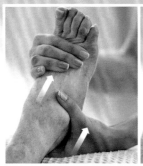

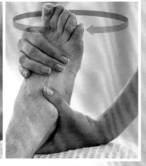

1 首先，轻轻牵引脚踝，放松脚部筋骨。

2 然后，使用放松按摩的旋转脚踝法，最大限度地转动脚踝。

3 使用旋转脚掌法，以放松脚部筋骨，增加灵活性。

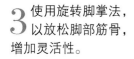

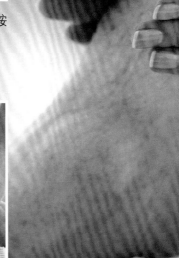

4 接着，使用两侧夹搓法，整体放松脚部。

治疗小便失禁

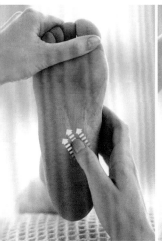 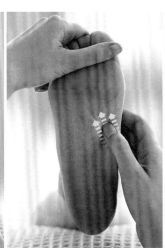 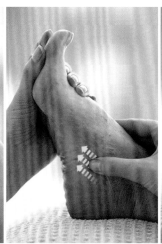 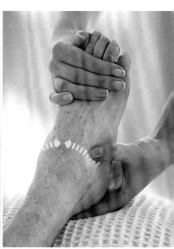

1 用拇指在肾脏反射区反复游走，以促进肾脏功能。

2 然后，用拇指在肾上腺反射区游走数次，以刺激肌肉收缩。

3 仔细在膀胱反射区游走，以利尿。

4 最后，用拇指在淋巴结反射区游走，以促进排泄。

缓解疼痛

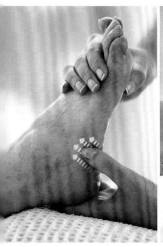 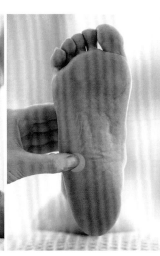 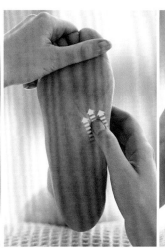 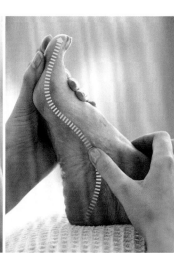

1 在腿和膝反射区游走数次，以缓解疼痛。

2 接着，用拇指在结肠反射区屈指按压数次，以促进肠蠕动。

3 用拇指在肾上腺反射区游走，以缓解炎症。

4 最后，用拇指在脊柱反射区游走，使脊柱放松。

自我按摩法

　　自己为自己按摩大有好处，尤其方便。您可以根据感觉找到敏感反射区，确定按摩部位。书中所选的反射区都是用于常规保健的，如果您想治疗或缓解病症，请参见本书131~153页。

请参见本书131~153页

自我按摩脚部

　　该按摩是用不同于平常的动作使脚放松。如果您弯腰触摸自己的脚有困难，那么就尝试自我按摩手部（见126页）。

放松按摩

　　首先，使用下图所示手法，促进脚部放松。

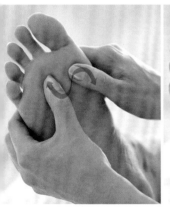

1 首先使用放松按摩的摇动脚掌法，按摩位于脚底前脚掌的肺部反射区（见71页）。

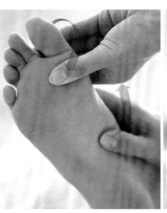

2 使用扭转脊柱法按摩脊柱反射区（见69页）。

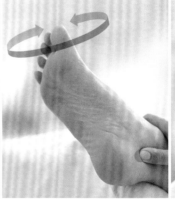

3 最后，使用旋转脚踝法进行旋转按摩，不仅放松脚部四个主要肌肉群，而且有助于缓解脚踝附近的肿胀（见72页）。

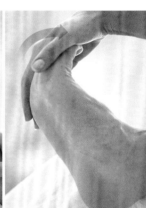

4 拉伸脚掌（见上图），以放松颈部和上背部。

按摩步骤

在放松按摩后，依照下面的步骤便可完成一套简单全面的按摩。

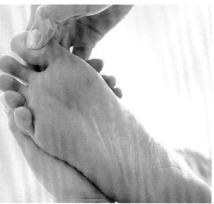
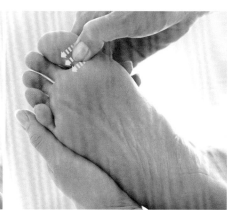
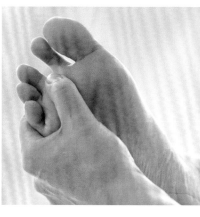

1 把您的脚放在另一条腿上，用您的支撑手扶住脚，用按摩手的拇指在垂体反射区屈指按压。

2 接着，用按摩手的拇指在颈部、甲状腺与甲状旁腺反射区游走。

3 然后，用拇指指尖按压两脚趾之间的眼、内耳和耳反射区。

4 以拇指按住子宫/前列腺反射区，先顺时针、再逆时针转脚数次，尽量使踇趾画出360°的圆圈。

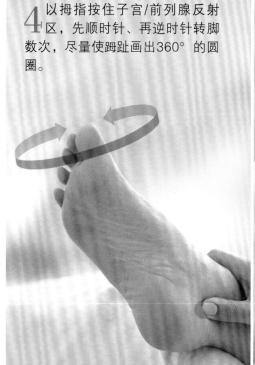

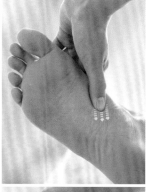

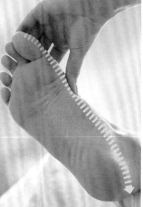

5 用拇指在脚内侧腰线附近的胰反射区游走。注意拇指游走要连续。

6 其他四指放在踇趾外侧，把拇指置于脚内侧，顺着脚内侧缘的脊柱反射区向下游走。重复数次。

自我按摩手部

　　对于自我按摩来说，按摩手部方便易行。您还可以在够得到的地方——椅子上，手提包里或者桌子上放一个高尔夫球，以便辅助按摩。用放松按摩手法让手部彻底放松，做好按摩准备（针对特殊疾病的按摩见131~153页）。

放松按摩

　　下面的手法可以用在开始自我按摩手部之前。您也可以使用其他手法（见98~101页），进一步放松手部。

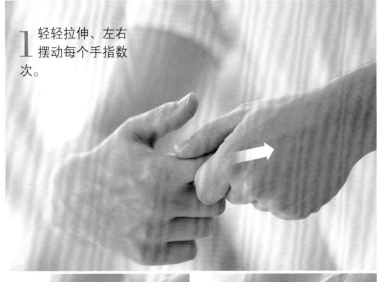

1　轻轻拉伸、左右摆动每个手指数次。

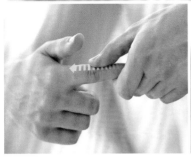

2　接着，使用上压下拉式游走法，使手指关节舒展。每个手指都要按摩数次（见99页）。

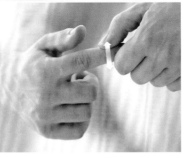

3　使用左右摆动手指法，改变手指的常规活动方式。在每个手指上重复数次（见99页）。

按摩步骤

　　在手部放松按摩之后按照以下步骤进行反射区按摩。这

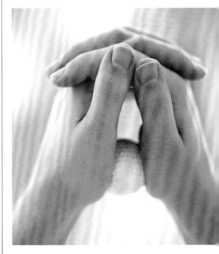

1　把一个高尔夫球置于两手之间，在胰腺和胃反射区滚动，以达到按摩之效；或用拇指在反射区游走，效果相同。

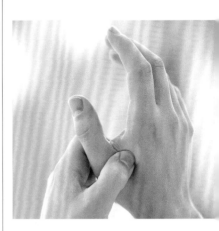

5　用拇指和食指掐住虎口处腹腔神经丛反射区，轻轻按压数次。

套自我按摩程序用于缓解压力。其中一些手法用到了辅助工具，如高尔夫球，或专门制作的按摩工具。

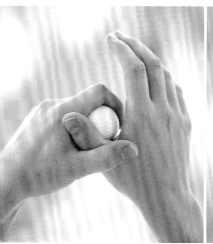

2 握住高尔夫球，在甲状腺反射区前后滚动数次。

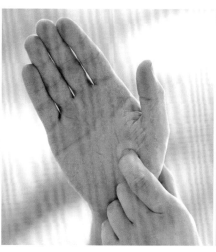

3 把指尖放在肾上腺反射区（肾上腺反射区位置提示见104页），交替按压，重复数次。

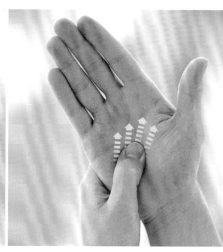

4 用拇指在手掌的肝与胆囊反射区游走。

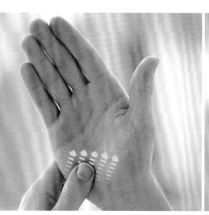

6 用拇指在手掌根部的结肠与小肠反射区游走。

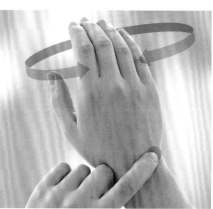

7 把食指放在另一只手手腕处的卵巢/睾丸反射区，点揉（见66页）数次。

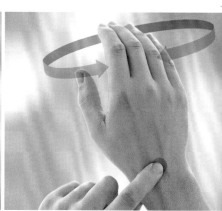

8 再把食指放在子宫/前列腺反射区上点揉，先顺时针，后逆时针旋转。

办公间隙的反射区按摩法

亚健康的身体状况会使上班族感到工作日尤其漫长。反射区按摩法可以帮助您改变这种感受。这里所列出的反射区都有助于您恢复精力、应付工作压力。如果长时间工作后您的手疲惫不堪，可以尝试第54页的按摩手法。

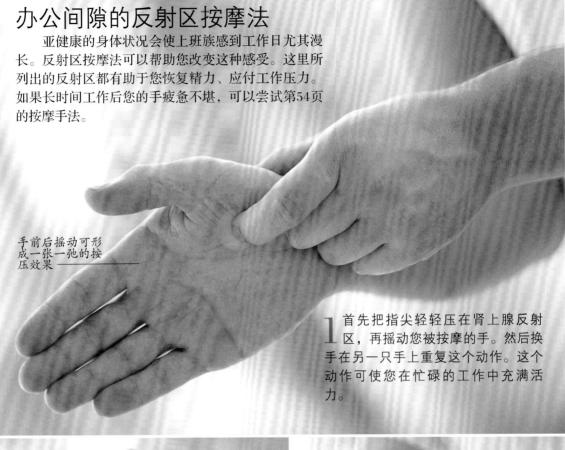

手前后摇动可形成一张一弛的按压效果————

1 首先把指尖轻轻压在肾上腺反射区，再摇动您被按摩的手。然后换手在另一只手上重复这个动作。这个动作可使您在忙碌的工作中充满活力。

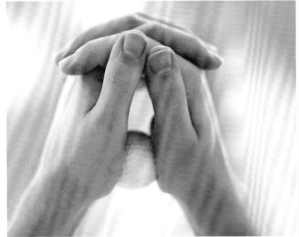

2 双手指交错，高尔夫球置于两手之间，在胰腺反射区反复滚动。这有助于您保持精力充沛。

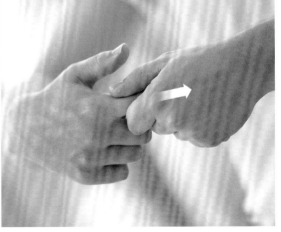

3 最后，以放松按摩的拉伸手法结束此次按摩。这有助于您消除工作压力并放松疲劳的双手。重复按摩每个手指。

乘车途中的反射区按摩法

　　把上下班路上白耗的时间变为促进健康的时间。巧妙地使用按摩技巧，您就可以为一天紧张的工作做好准备，或享受一个轻松的夜晚。作为日常保健，可进行下列按摩，若要治疗或缓解病症可参见本书131~153页。

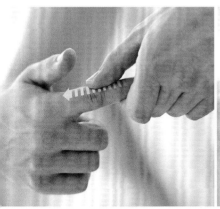
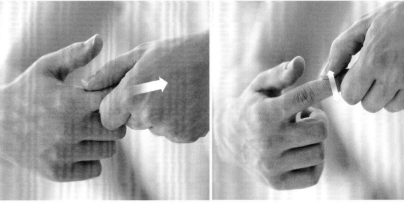

1 在十指上依次进行上压下拉式游走。这有助于放松颈部和酸痛的手指。

2 拉伸手指，使手指放松。重复拉伸每个手指。

3 左右摆动手指，以增加手指的灵活性，重复摆动每个手指。

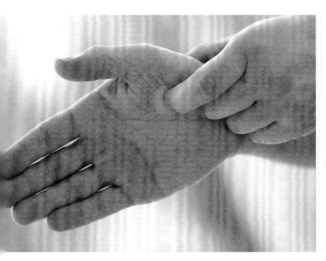
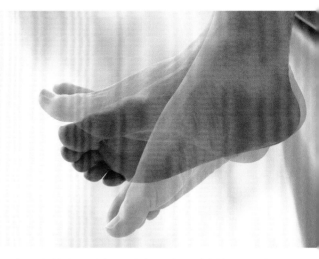

4 用食指指尖按压肾上腺反射区，然后摆动手掌。在早晨上班途中双手轮换按摩，可为一天的工作做好准备。

5 使用旋转脚踝法舒展脚部肌肉，并缓解上班族脚的酸痛。先顺时针方向转动脚踝数次，然后再逆时针方向转动数次。双脚轮换进行。

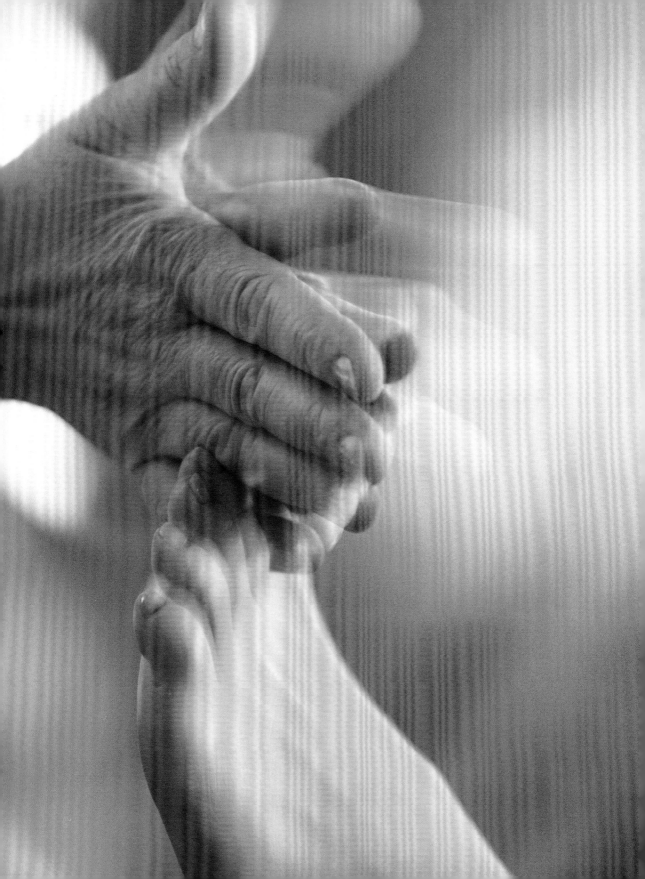

常见病症保健按摩

不论您是想减轻喉咙疼痛还是想平息哮喘，或是缓解头痛症状，都可以将反射区按摩作为医药治疗之外的辅助治疗手段，而且它安全简单。本部分我们选择出一些常见病症，有针对性地介绍反射区按摩法的用法和功效，并列出了适用反射区。

采用反射区按摩法
解决健康问题

　　反射区按摩法旨在提高我们整体的健康状况，前面在手足反射区按摩程序里已经讲解了整个手部和足部的按摩手法，您可以完全按照反射区按摩程序来进行保健按摩，也可以针对特别的目的，按摩特殊的区域。若是您时间有限或只想解决某些局部的健康问题，您可以有针对性地选择适用反射区进行按摩。在这里，我们将向读者介绍需要按摩哪些反射区以及多长时间按摩一次，才能促进身体健康提高免疫力。许多人认为，按摩脚比按摩手的效果要好得多，但是后者在平时的生活中更易操作。在这里我们对手和脚的按摩都列出了适用的反射区。

　　对于有些病症，选择哪些反射区进行按摩是显而易见的。例如，要增加肺部的功能，我们就按摩肺部反射区。按摩肺部反射区也有助于缓解支气管炎、哮喘和改善呼吸功能。

　　近年来对反射区按摩的研究发现，反射区按摩的作用是多方面的，同时按摩多个反射区能更有效地促进相关组织器官的功能。例如，按摩肺部反射区的同时按摩肾上腺反射区，有利于缓解哮喘症状。这是因为按摩这个反射区可以增强身体免疫力。肾上腺能分泌肾上腺素，肾上腺素对保持肺的正常功能来说起着重要作用。因此，按摩这一反射区，能够减轻喘息等哮喘症状。

　　除此之外，多种因素都能影响身体健康。例如，压力和紧张可导致便秘，任何一个参与消化和排泄的器官出现问题也可能引起便秘。为了缓解便秘症状，反射区按摩师会按摩病人的胃、结肠和其他反射区。当我们进行反射区按摩时，建议做个记录，一边试验一边记下最有效的反射区。

　　进行反射区按摩时没有时间和频率的要求，从某种程度上来说，这取决于个人的身体素质、年龄及健康状况（见133页的"注意"）。有时要连续按摩一段时间才可以达到您想要的效果，

如接受一个月的按摩才可能从不舒适的感觉中恢复，这是很常见的例子。如果您想治愈的症状是顽固性的，或是常年存在的，如经常的便秘或头痛，您可以每天都针对专门的反射区进行按摩，也可以一天进行三四次。注意您身体的反应，记录减轻这些病症所需的按摩时间和按摩频率。

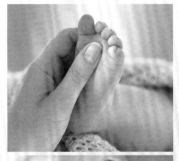

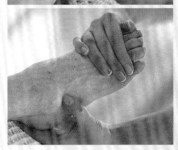

注意

· 反射区按摩法是医药治疗的辅助手段，不可替代医药治疗。遇到健康问题时总要先向医生咨询。

· 孕妇在进行按摩时要特别注意（见120页）。

· 为儿童、婴儿和老年人按摩时，要减轻用力程度，增加按摩次数，每次按摩的时间要少于成年人（见118~123页）。

· 如果某个反射区对触摸特别敏感，则说明按摩过度，应停止按摩或减少按摩次数、减轻按摩力度。切记：按摩时间不宜过长。

· 对糖尿病和低血糖病人的胰腺反射区进行按摩时，开始要轻柔简短。

· 不要过度按摩感染部位对应的反射区，如对膀胱炎病人的膀胱反射区不要按摩太久。

· 如果为重症病人按摩，要减少按摩的时间、减轻按摩力度。

保健按摩提示

减缓压力：紧张和压力是造成众多疼痛的原因，反射区按摩法提供以下三种方法以缓解压力。

1. 对手和脚进行全面按摩。整体说来，请他人对您进行反射区按摩要比自己按摩更加有效。

2. 经常进行手或脚的放松按摩（见68~73页，98~101页）。

3. 在正式按摩开始或结束时，应按摩腹腔神经丛反射区。

观察记录：在按摩时，如果感觉舒适，患者通常会说，"这样感觉很好"或者"虽然有点痛但感觉很好"。记录敏感反射区和放松按摩手法，以便以后按摩时采用。

按摩舒适区：说"有点痛"时，证明这个部位是敏感部位或者按摩的力度过大，记住要在病人感到舒适的部位按摩。

补充水分：记着提醒病人，在接受反射区按摩后要大量喝水，以清除体内毒素。

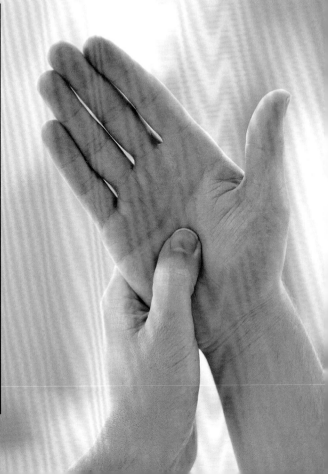

便秘

便秘是由于肠蠕动缓慢而引起的，反射区按摩常常会收到良好的效果。排泄不畅受诸多因素影响，如饮食不当、体内缺水、药物影响或腰部损伤。按摩消化器官对应的反射区，有助于缓解便秘症状。

研究发现

中国进行的六项研究证明，反射区按摩能够有效缓解便秘症状。反射区按摩可以促进肠蠕动（类似于波浪运动），并且可以缩短排泄时间。

手部按摩

两手都有消化器官对应的反射区，而且所占区域较大。用高尔夫球在两手中间按压可以有效按摩这些部位。

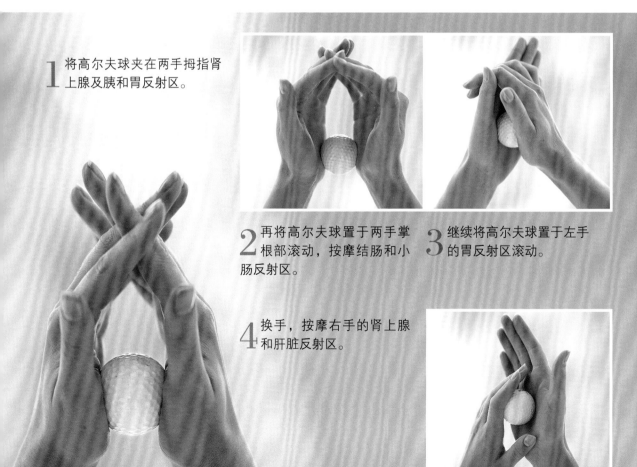

1 将高尔夫球夹在两手拇指肾上腺及胰和胃反射区。

2 再将高尔夫球置于两手掌根部滚动，按摩结肠和小肠反射区。

3 继续将高尔夫球置于左手的胃反射区滚动。

4 换手，按摩右手的肾上腺和肝脏反射区。

足部按摩

为了治疗便秘按摩脚时，要按摩消化和排泄器官对应的反射区。首先平稳地按摩右脚，再用同样的手法按摩左脚。记录下您按摩的时间和效果，以便日后参考。

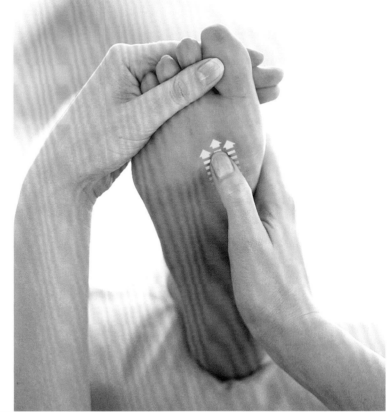

1 开始时用拇指在腹腔神经丛反射区游走。此法有利于缓解由于压力和紧张引起的便秘。

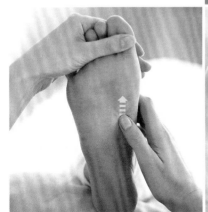

2 用拇指在肾上腺反射区游走，反复数次。肾上腺分泌的激素对肠蠕动有很重要的作用（即有利于小肠和结肠的波浪式收缩运动，促进食物消化、吸收及排泄）。

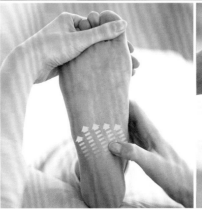

3 接下来用拇指在胆囊、肝脏、结肠和小肠反射区游走，使肝、胆囊分泌、储存消化所需要的胆汁。

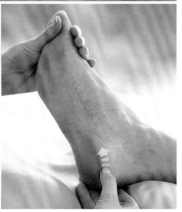

4 最后，用拇指在尾骨和直肠反射区游走，重复数次。这样可以减轻腰部的紧张和压力。结肠和小肠被骨盆和脊柱下段所包围，任何压力都可能影响排泄功能。

头痛

造成头痛的原因很多，情绪紧张最为常见。要想最有效地缓解头痛，可以按照下面的方法，进行反射区按摩治疗（见下页表格）。

研究发现

1937年，荷兰的一项研究发现，反射区按摩可以缓解头痛，最重要的是，很多病人都采用这一方法缓解了头痛。这项研究的结论中写道：病人清楚地认识到，只有自己才能治好自己的病。

手部按摩

按摩双手有很多好处。在办公室和公共场合，您都可以对自己的双手进行按摩。头部和颈部反射区位于手指，易于按摩。颈部的紧张常常会导致头痛，按摩颈部反射区可以缓解头痛。记住：要双手平稳按摩，并记录最适合自己的方法。

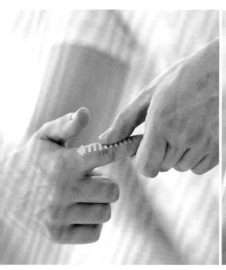

1 首先，用上压下拉式游走法（见99页）按摩颈部和头部反射区。按摩手指时您可以想象自己的脖子和头也在慢慢拉伸。

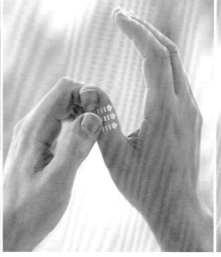

2 按摩头、面和鼻旁窦反射区，在指甲下面寻找敏感区位。根据头痛的具体部位，总结出是按摩右手还是按摩左手更加有效。

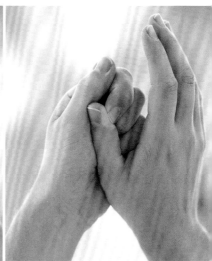

3 用屈指按压法按摩手指上的头部和脑部反射区。在手指上找到最敏感的部位进行按摩，以缓解紧张和疼痛。

足部按摩

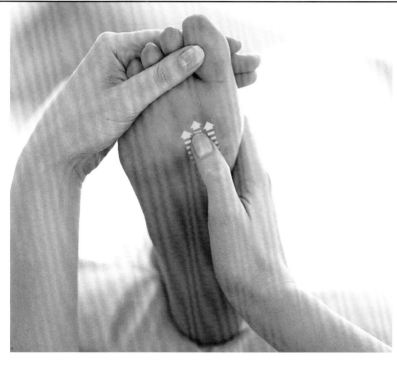

　　按摩脚时，记住每只脚都要进行全套按摩，按摩哪只脚舒服，就按摩哪只脚。如果您经常头痛，坚持有规律地按摩脚，可以缓解头痛症状。

1 开始时，用拇指在腹腔神经丛反射区游走，以使全身放松。重复数次。

头痛的种类

根据头痛的种类，用不同的反射区按摩手法进行治疗。

周期性偏头痛：用拇指游走法按摩脚上的尾骨反射区。

周期性偏头痛伴视力减弱：用食指在颈部反射区做上压下拉式游走按摩。

头顶部疼痛：按摩跚趾上部的头部反射区。

偏头痛：按摩跚趾侧边的头部反射区。

头后部的疼痛：用拇指在跚趾球的头部反射区游走。

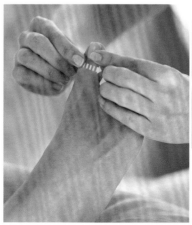

2 接下来，握住脚趾，用手指腹在脚趾上游走。在另一只脚上重复相同的操作，记录下敏感的部位。

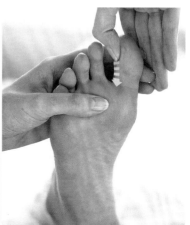

3 用拇指从跚趾顶部向根部游走，可以减轻头部和颈部的压力和紧张感。在另一只脚上重复相同的操作。

后背痛与颈项痛

　　对我们每个人来说，后背痛和颈项痛的感受都是不同的。首先要找到疼痛的部位，在足部和手部的反射区示意图中找到疼痛对应的反射区（见16~23页）。肌肉和关节的紧张是造成背部和颈项频繁疼痛的原因，所以要多按摩这些容易紧张的部位。

手部按摩

　　手部反射区按摩十分方便，可以随时随地进行，因此常用于缓解后背疼痛和颈部不适。

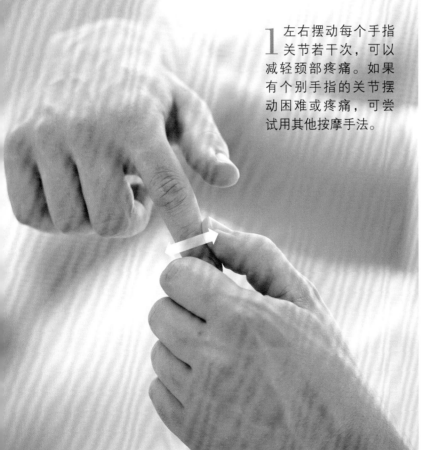

1 左右摆动每个手指关节若干次，可以减轻颈部疼痛。如果有个别手指的关节摆动困难或疼痛，可尝试用其他按摩手法。

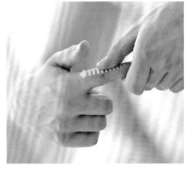

2 接下来，用上压下拉式游走法按摩整个颈部反射区。为便于四指拉伸，应放低手腕，用拇指在整个反射区游走并均匀按压。

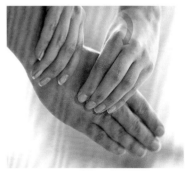

3 用放松按摩翻掌法（见101页）按摩上背部和腰背部反射区。在四指按压的同时用拇指上拉，翻转手掌。

足部按摩

　　为了达到最好的按摩效果，在按摩之前请详细察看足部反射区示意图（见16~19页），找准疼痛对应的反射区位置。记住两只脚都要按照顺序和指示按摩。或许您会发现一只脚的反射区尤为敏感，对这个部位要多加按摩。

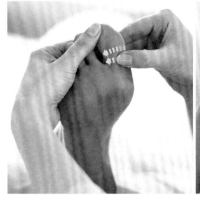

1 开始时先按摩颈部反射区，以缓解颈部紧张。用拇指在脚趾根部重复游走。

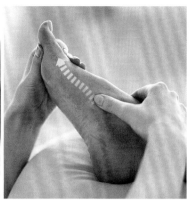

2 接下来，用拇指从脚内侧中间的脊柱反射区到肩胛骨反射区游走，以缓解颈部和上背部的疼痛与紧张。

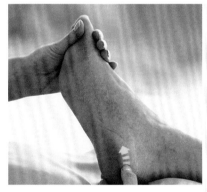

3 用拇指从尾骨反射区开始向腰椎反射区游走，重复几次。这个区域较大，所以要从多个不同的角度进行按摩。

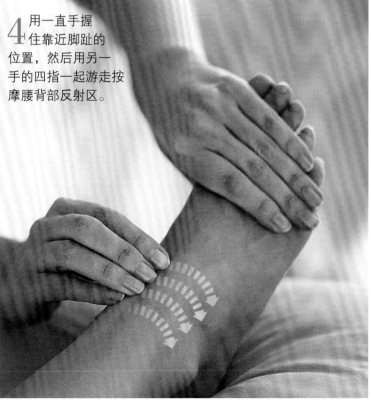

4 用一直手握住靠近脚趾的位置，然后用另一手的四指一起游走按摩腰背部反射区。

各类疼痛

在反射区按摩中，某些疼痛是由于对应部位的直接压力导致的。按摩时，应首先在手部和足部找出疼痛部位对应的反射区，然后在反射区进行直接、有利、均衡的按摩，直到疼痛减轻。按摩腹腔神经丛反射区和进行一系列放松按摩可以有效缓解全身紧张程度。不论怎样，医生总是可以诊断出您身上无名的疼痛。

> **疼痛在哪个部位？**
>
> 首先要确定疼痛的部位，然后再根据手部和足部的反射区示意图（见16~23页）找到对应的反射区位置。为便于自我按摩，记住右手和右脚上的反射区对应的是身体右侧部位，左手和左脚上的反射区对应的是身体左侧的部位。

手部按摩

以下建议可帮助您缓解压力，减轻身体疼痛，以及头部和胸腔的不适。当您在按压这些反射区时，避免用力过大而使指甲损伤手部的皮肤。

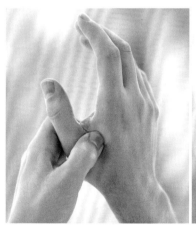

缓解紧张压力

用拇指和食指掐住虎口位置的腹腔神经丛反射区，轻按数次。

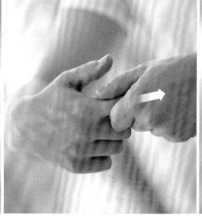

减轻颈部和头部的疼痛

用拇指和食指挤按手指上的颈部和头部反射区，持续按压15~30秒，重复数次。这样可以减轻颈部和头部疼痛。

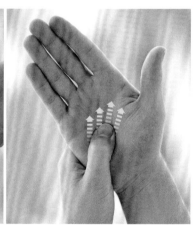

减轻腹部和胸腔疼痛

如果身体躯干有疼痛，按摩手掌可以缓解。在疼痛部位对应的手部反射区按压，持续15~30秒，看看疼痛是否减轻。改变拇指位置，试着在敏感部位多按摩几次。

足部按摩

　　首先按摩腹腔神经丛反射区以缓解压力，接着直接按压疼痛部位对应的反射区。以下是一些缓解颈部和躯干疼痛的按摩建议。

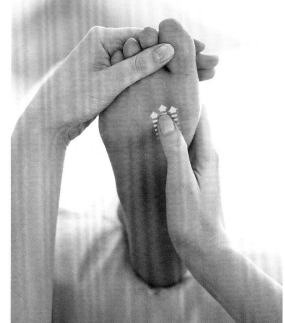

缓解压力

　　用拇指在腹腔神经丛反射区游走（见右图），以放松足部。接着进行一系列放松按摩（见68~73页）。

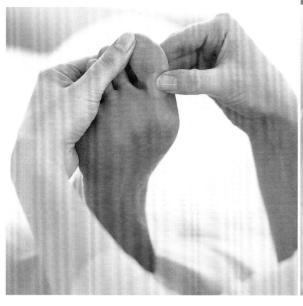

减轻颈部或头部疼痛

　　用拇指和其他四指轻轻掐按拇指上的头部或颈部反射区（见16~19页），以缓解疼痛。持续按压15~30秒，或直到疼痛有所缓解。

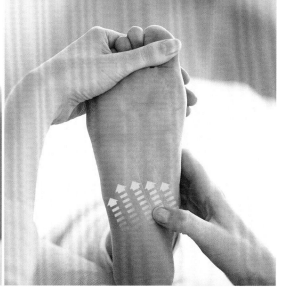

减轻腹部或胸腔疼痛

　　若疼痛出现在身体躯干部位，可在脚掌反射区按摩。垂下手腕，用拇指按压选定的反射区，保持16~30秒，看疼痛是否减轻。接着改变拇指位置重复这个动作。

关节炎与风湿病

　　关节炎与风湿病的主要表现是关节疼痛，影响整个身体的健康，所以要按摩全部手或脚。您应该按摩肾脏反射区，以利于排除体内毒素；按摩肾上腺反射区，以利于消除炎症；按摩腹腔神经丛反射区，以缓解压力，改善关节炎症状（见140~141页，各类疼痛）。

研究发现
1996年中国发布的研究结果表明，反射区按摩法为91%~95%的关节炎患者带来良好效果，自助按摩有助于巩固这些疗效。

手部按摩

　　关节炎病人的手部按摩有两种方法：一是按摩与整体健康相对应的反射区，二是促进僵硬的手指和手掌活动。记住两手都要按摩。

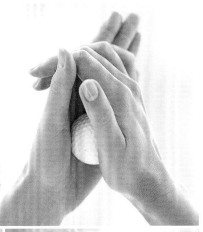

1 在肾上腺反射区滚动高尔夫球，范围大致是手掌根部拇指下面的区域。

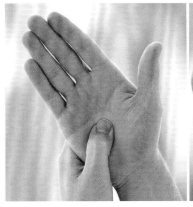

2 接着以拇指轻按肾脏反射区，保持数秒。

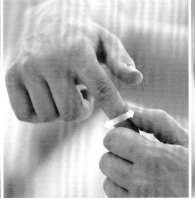

3 左右摆动所有手指关节，使其灵活。

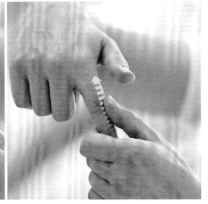

4 使用上压下拉式游走按摩所有的手指，以保持手指的灵活性。

足部按摩

如果您给关节炎病人进行反射区按摩，动作要轻柔，注意观察他们的反应，确保他们感觉舒适。

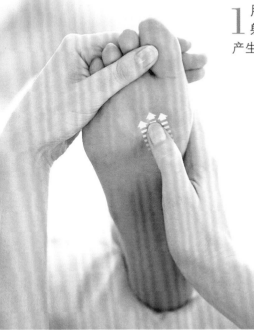

1 用拇指在腹腔神经丛反射区游走，这样能很快产生放松的感觉。

要点提示

要注意每个人的敏感区域（哪怕是轻轻地触摸也会感到疼痛）。

关节炎病人对反射区按摩反应敏感，严重病人就像患流感一样。为避免这一点，按摩力度要轻，时间要短，尤其要按摩那些能释放毒素的器官所对应的反射区，如肾脏反射区等。

手部放松按摩动作要慢，尤其是对手指的按摩，动作要轻，时间要短。

如果您患有关节炎，自我反射区按摩可以使您生活得更轻松。可以考虑使用一些自助工具，如铅笔上的橡皮头进行按摩。

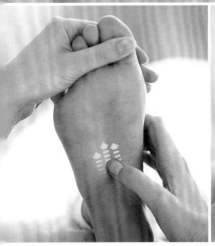

2 用拇指在肾脏反射区游走。肾脏能帮助清除聚积在关节处的有害物质。

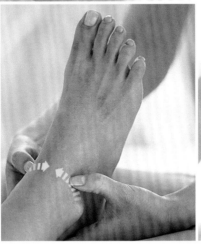

3 用拇指在淋巴结反射区游走，反复数次。按摩淋巴结反射区有助于排除体内毒素。

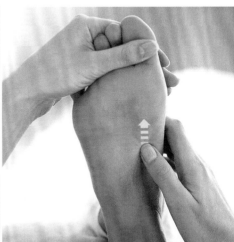

4 继续按摩肾上腺反射区。肾上腺有助于消除炎症。

其他病症

当您采用以下介绍的按摩方法时，试着找出哪种方法最有效。此外，可以每天使用反射区按摩3~4次，每次几分钟。

精力不足

疲劳，尤其是在下午感到疲劳时，可能说明您的血糖水平很低。胰腺能调节血糖水平，所以每天按摩胰腺反射区3~4次，有助于血糖水平恢复正常。

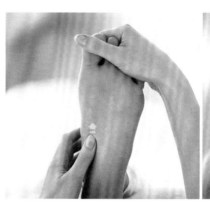

用拇指在胰腺反射区游走数次。

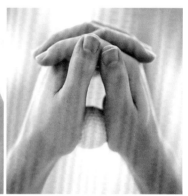

如图所示，在两手之间握一个高尔夫球，在胰腺反射区来回滚动2~3分钟。

哮喘

在过敏情况下，哮喘病人表现为喘息、咳嗽、呼吸困难。按摩肾上腺反射区，可以促进肾上腺素分泌，帮助肺部放松，舒张呼吸道平滑肌，从而缓解哮喘症状。高尔夫球可以作为缓解哮喘的辅助按摩工具。

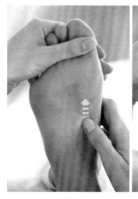

用拇指在肾上腺反射区反复游走。

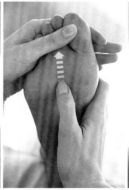

用拇指在肺部反射区反复游走，然后在脚前掌反复游走。

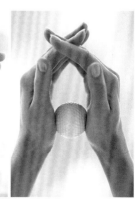

在肾上腺反射区滚动高尔夫球，直至症状消失。

过敏反应如花粉热和鼻窦炎

　　炎症是以上这些病症的一个普遍症状。氢化可的松、肾上腺素可以帮助降低引起炎症的化学物质水平。要使肾上腺更好地发挥功能，每天可以按摩肾上腺反射区3~4次，每次几分钟。

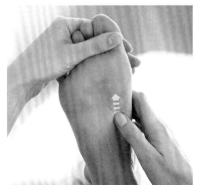 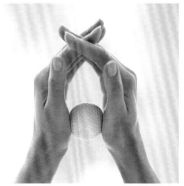

用拇指在肾上腺反射区游走。　　在肾上腺反射区滚动高尔夫球。

支气管炎

　　这种病是指肺部支气管发炎。要想减轻炎症，可以在肾上腺反射区进行按摩（如图）。此外，在肺部反射区按摩也可以帮助减轻支气管炎症。

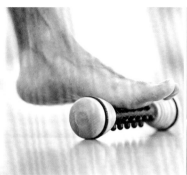 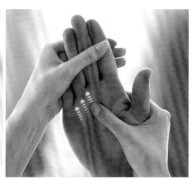

使用脚滚棒按摩肺部反射区（如上图），也可以按摩肾上腺反射区。　　用拇指在手部的肺部反射区游走（如上图）。然后在肾上腺反射区游走。

咽喉疼痛与扁桃体炎

　　如果您咽喉疼痛或者扁桃体发炎，可试着在颈部反射区和肾上腺反射区进行按摩，以此来减轻炎症，舒缓症状。如果手部反射区过度敏感，可以尝试足部相应的反射区，反之亦然。

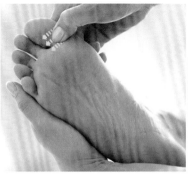 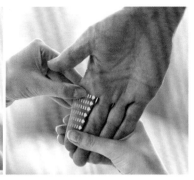

用拇指在脚的颈部反射区（如上图）和肾上腺反射区反复游走。　　用拇指在手的颈部反射区（如上图）和肾上腺反射区反复游走。

耳鸣

　　这种症状表现为耳朵里有响铃声或嗡鸣声。按摩与耳鸣耳朵同侧的手部或足部耳反射区，直至响声消失，同时记录按摩需要的时间。每天按摩3~4次，每次持续几分钟，可以预防耳鸣。

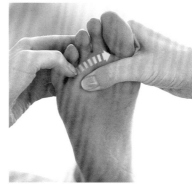
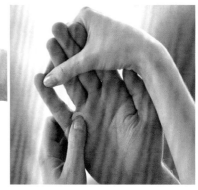

用拇指在足部耳反射区游走。

按压小指和无名指之间的耳反射区。

眼疾

　　眼睛酸痛，可以按摩眼睛反射区，直到眼睛感觉舒服为止。如果您患有结膜炎或者其他眼部疾患，每天按摩眼睛反射区3~4次，每次几分钟，可以收到良好效果。

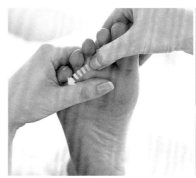
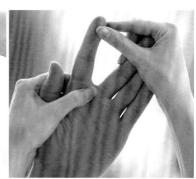

用拇指在足部眼反射区游走。

按压食指与中指之间的眼睛反射区。

皮肤疾病

　　对于普通的皮肤疾病，如痤疮，按摩肾脏反射区可以帮助排出毒素，而毒素是引起痤疮的罪魁祸首。此按摩还可以用于皮肤烧伤或带状疱疹等的康复。

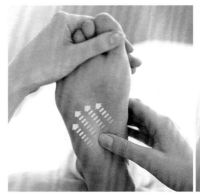
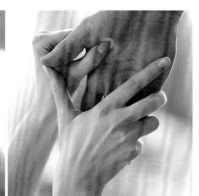

每天用拇指在足部的肾脏反射区游走3~4次。

每天按捏手部虎口处的肾脏反射区3~4次。

心脏问题

对于心脏问题，可以每天按摩心脏反射区，腹腔神经丛反射区（帮助放松）、脑干反射区（调节心脏的某些活动）3~4次。如果不方便按摩脚部，可以试着按摩手部（如右图）。

用拇指在心脏反射区（拇指的掌指关节处）游走，如此重复几遍。

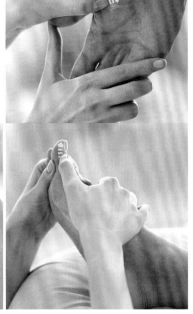

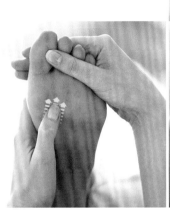

用拇指在脚底跚趾球处的心脏反射区游走。重复几遍。

用拇指在腹腔神经丛反射区游走，重复数次，使身体完全放松。

最后用拇指在脑干反射区游走，重复数次。

高血压病

身心放松对高血压病人来说尤为关键。为了得到最大程度的放松，实施全套的足部按摩是最理想的方法。您也可以试着按摩腹腔神经丛反射区。放松按摩（见68~73页和98~101页）也可以起到镇静作用。

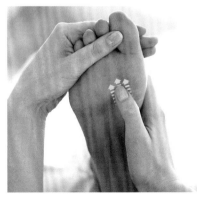

用拇指在脚底腹腔神经丛反射区反复游走。每天3~4次，每次几分钟。

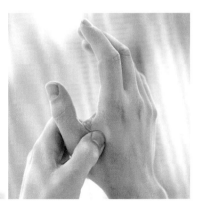

按捏手部腹腔神经丛，即手的虎口部位。每天3~4次，每次几分钟。

肿胀

淋巴通过淋巴系统分布到身体各处。按摩淋巴结反射区有助于增强淋巴系统的功能，也有利于淋巴循环。

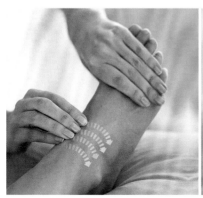

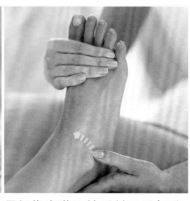

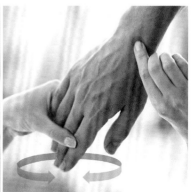

用四指在淋巴结反射区和腰背部反射区游走。当按摩结束时，您是否发现肿胀减轻了？继续按摩另一只脚的相应反射区部位。

用拇指在淋巴结反射区反复游走。在肿胀的脚踝上按摩，注意观察肿胀的变化。

按住手部淋巴结反射区敏感点，然后旋转手腕，如此重复数次。把手指拿开，再重新放在一个敏感点上，继续旋转手腕。然后换到另一只手重复数次。

中风

中风是大脑血液供应受阻造成的（通常是由血管破裂所致），中风可导致意识丧失、偏瘫或者其他问题。按摩偏瘫对侧的大脑反射区，每天3~4次，每次几分钟。

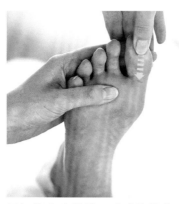

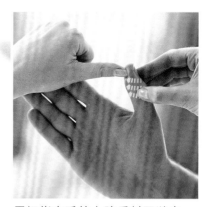

用拇指在脚前掌踇趾球处的大脑反射区游走。再用食指尖在大脑反射区反复揉按。

用拇指在手的大脑反射区游走。

贫血

贫血是一种由于血红蛋白（红细胞中富含铁的蛋白质）不足或不正常引起的疾病。因为脾脏的功能与体内循环流动的红细胞有关，因此，应按摩脾脏反射区。

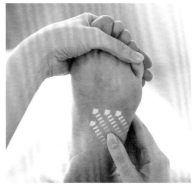

用拇指每天在足部脾反射区游走3~4次，每次持续几分钟。

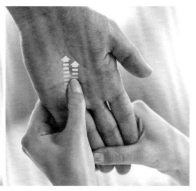

用拇指每天在手部脾脏反射区游走3~4次，每次持续几分钟。

头晕、目眩、发热

按摩垂体反射区。对于前两种病症，可以按摩脾脏反射区，直至症状消失。对于发热，可以每小时按摩一次。

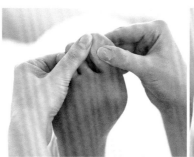

屈指按压足部垂体反射区。如果头晕仍然存在，再捏按内耳反射区（见77页）。

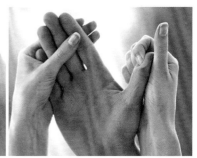

屈指按压手部垂体反射区。如果头晕仍然存在，再捏按内耳反射区（见107页）。

胃痛

胃痛可以按摩胃反射区，直到症状消失。如果您经常胃痛，可以每天按摩胃反射区几次，以作为预防措施。

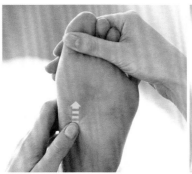

用拇指在足部胃反射区游走。

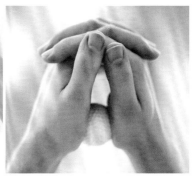

使用高尔夫球按摩手部胃反射区。

烧心

烧心是由于胃酸反流到食管而引起的烧灼症状。要减轻症状，可以按摩腹腔神经丛反射区几分钟，因为食管经过腹腔神经丛。

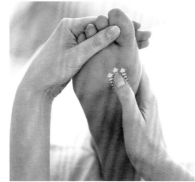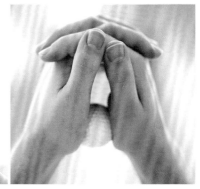

用拇指在足部腹腔神经丛反射区游走。

使用高尔夫球在手部腹腔神经丛反射区（包括食管反射区）按摩。

腹泻、肠炎、憩室炎

针对这些病症，可以按摩结肠反射区，每天3~4次，每次几分钟。

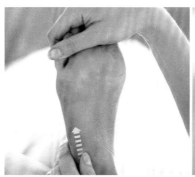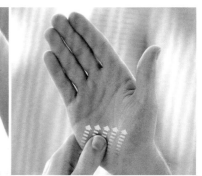

用拇指在足部结肠反射区游走。

用拇指在手部结肠反射区游走。

痔疮

痔疮是由于直肠静脉血管曲张引起的，可以按摩位于尾骨反射区的肛门反射区。试着在足部和手部找到敏感反射区，进行按摩。

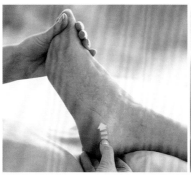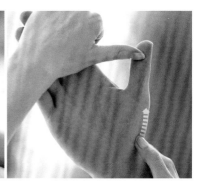

用拇指在足部尾骨反射区和脚后游走，每天3~4次，每次几分钟。

用拇指在手部尾骨反射区游走，然后换到另一只手重复进行。

膀胱、肾脏感染

　　针对这些病症，可以按摩肾脏反射区和膀胱反射区，以及肾上腺反射区（可以消除炎症）。如果手部的反射区过于敏感，可以按摩足部反射区，反之亦然。

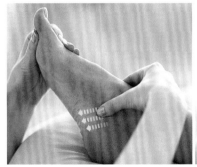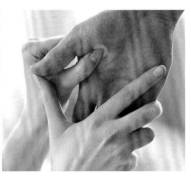

用拇指在足部膀胱和肾上腺反射区游走，每天3~4次（见80页）。

用拇指在手部肾脏和肾上腺反射区游走（见104页）。

糖尿病及低血糖症

　　胰岛素是胰腺分泌的一种激素，在体内糖的代谢中是不可或缺的。有些糖尿病是由于胰岛素分泌过少引起的，血糖浓度越高危险也越大。对于糖尿病及低血糖症，可以按摩胰腺反射区，同时按摩肾脏反射区以帮助释放毒素。

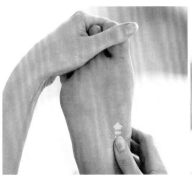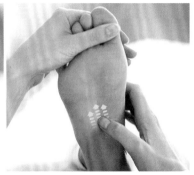

用拇指在足部胰腺反射区游走，尤其是在左脚。

用拇指在肾脏反射区重复游走，双脚按摩要均衡。

注意
不要过度按摩胰腺反射区，简单轻柔即可。

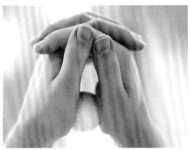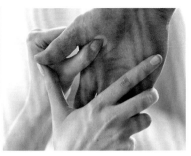

两手夹住高尔夫球，在胰腺反射区来回滚动，每天重复数次。如果高尔夫球表面太硬，可以缩短滚动时间。

用食指和拇指捏按肾脏反射区，重复数次。

坐骨神经痛

如果坐骨神经受到挤压，便会导致臀部和足部疼痛，即我们所说的坐骨神经痛。可以按摩坐骨神经反射区。如果左侧疼痛，就按摩左手和左脚的坐骨神经反射区；如果右侧疼痛，就按摩右手和右脚的坐骨神经反射区。

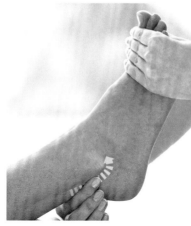

用手指在足部坐骨神经反射区游走，每天3~4次。

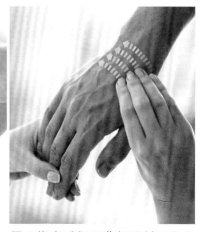

用四指在手部腰背部反射区和坐骨神经反射区游走。

痛经及经前紧张症

在经前或经期出现疼痛和其他症状是很普遍的。对于经前紧张症，可以按摩手部和足部的子宫反射区，每天1次，坚持1个月。对于痛经，同样可以每天按摩子宫反射区3~4次，直至疼痛缓解。

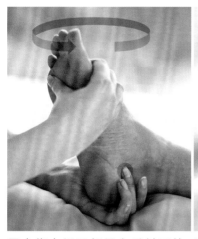

用中指点揉足部子宫反射区的敏感点（见66页），再在另一只脚上重复进行。

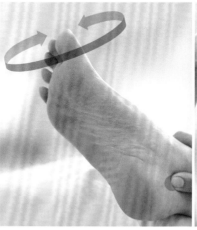

用拇指按住足部子宫反射区，旋转脚踝，先顺时针方向转动，再逆时针方向转动。然后在另一只脚上重复进行。

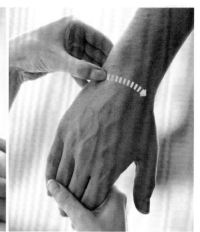

用拇指在手部卵巢反射区游走。

失眠

　　不论您是晚上难以入睡或是醒得过早，反射区按摩都可以帮助您治疗。为了达到最好的效果，请朋友帮忙在睡觉前按摩您的足部，结束时进行放松按摩（见68~73页）。

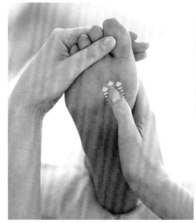

用拇指连续轻轻地在双脚腹腔神经丛反射区游走。

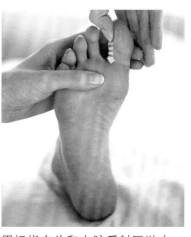

用拇指在头和大脑反射区游走。然后按摩脑干反射区数次，以达到放松的效果（见85页）。

焦虑与绝望

　　对于这种情况，放松非常重要。按摩腹腔神经丛反射区以帮助放松，按摩胰腺反射区以帮助稳定血糖水平，以及按摩肾上腺反射区使体内肾上腺素水平正常。

轻轻掐按手掌虎口处腹腔神经丛反射区，重复数次。

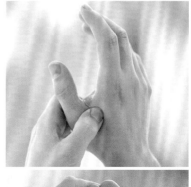

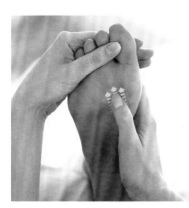

用拇指在足部腹腔神经丛反射区游走，用力轻柔游走。

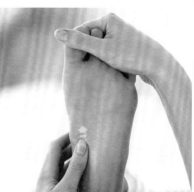

用拇指在足部胰腺反射区游走，反复数次。

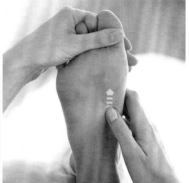

最后，用拇指在足部肾上腺反射区游走数次。

作者简介

芭芭拉·孔兹（Barbara Kunz）和凯文·孔兹（Kevin Kunz） 反射疗法的先驱者，30多年来致力于反射疗法研究、教学、实践、规范和文献记载。他们是国际认可的反射疗法专家，与全球很多反射疗法协会都有联系。此外，他们还是*Reflexions*（一本已经发行超过20年的杂志）的联合主任和联合编辑。

凯文和芭芭拉在新墨西哥州的圣达菲开有足底按摩诊所。他们还有两家网站，点击量已经超过了五百万。他们出版了多部图书，这些图书已多次再版，并被翻译成多种语言，其中*Complete Guide to Foot*占据图书畅销榜。

李建华 医学博士，上海中医药大学附属岳阳中西医结合医院推拿副主任医师，硕士研究生导师。2011年毕业于上海中医药大学，导师房敏教授。2013年成为上海近代中医流派临床传承中心第三批继承人，师承沈国权教授。中国民族医药学会疼痛分会理事。主持国家自然科学基金面上项目一项，参与国家级、省部级课题8项。长期致力于手法干预脊柱、四肢关节疾病的临床与生物力学研究。